中国医学临床百家

王炳元 / 著

酒精性肝病
王炳元 2020 观点

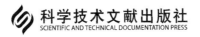

科学技术文献出版社
SCIENTIFIC AND TECHNICAL DOCUMENTATION PRESS

·北京·

图书在版编目（CIP）数据

酒精性肝病王炳元2020观点 / 王炳元著. —北京：科学技术文献出版社，2020.6
（2021.7重印）

ISBN 978-7-5189-6557-1

Ⅰ.①酒… Ⅱ.①王… Ⅲ.①肝疾病—诊疗 Ⅳ.① R575

中国版本图书馆 CIP 数据核字（2020）第 041924 号

酒精性肝病王炳元2020观点

策划编辑：彭 玉　　责任编辑：彭 玉　　责任校对：张吲哚　　责任出版：张志平

出 版 者	科学技术文献出版社
地 址	北京市复兴路15号　邮编　100038
编 务 部	(010) 58882938，58882087（传真）
发 行 部	(010) 58882868，58882870（传真）
邮 购 部	(010) 58882873
官 方 网 址	www.stdp.com.cn
发 行 者	科学技术文献出版社发行　全国各地新华书店经销
印 刷 者	北京虎彩文化传播有限公司
版 次	2020 年 6 月第 1 版　2021 年 7 月第 4 次印刷
开 本	710×1000　1/16
字 数	70千
印 张	8.5
书 号	ISBN 978-7-5189-6557-1
定 价	68.00元

序
Preface

韩启德

欧洲文艺复兴后，以维萨利发表《人体构造》为标志，现代医学不断发展，特别是从 19 世纪末开始，随着科学技术成果大量应用于医学，现代医学发展日新月异，发生了根本性的变化。

在过去的一个世纪里，我国现代化进程加快，现代医学也急起直追。但由于启程晚，经济社会发展落后，在相当长的时期里，我国的现代医学远远落后于发达国家。记得 20 世纪 50 年代，我虽然生活在上海这个最发达的城市里，但是母亲做子宫切除术还要到全市最高级的医院才能完成；我患猩红热继发严重风湿性心包炎，只在最严重昏迷时用过一点青霉素。20世纪60—70年代，我从上海第一医学院毕业后到陕西农村基层工作，在很多时候还只能靠"一根针，一把草"治病。但是改革开放仅仅40多年，我国现代医学的发展水平已经接近发达国家。可以说，世界上所有先进的诊疗方法，中国的医生都能做，有的还做得更好。更为可喜的是，近年来我国医学界开始取得越来越多的原创性成果，在某些点上已经处于世界领先地位。中国医生已经不再盲从发达国家的疾病诊疗指南，而能根据我们自己的经验和发现，根据我国自己的实际情况制定临床标准和规范。我们越来越有自己的东西了。

要把我们"自己的东西"扩展开来，要获得越来越多"自己的东西"，就必须加强学术交流。我们一直非常重视与国外的学术交流，第一时间掌握国外学术动向，越来越多地参与国际学术会议，有了"自己的东西"也总是要在国外著名刊物去发表。但与此同时，我们更需要重视国内的学术交流，第一时间把自己的创新成果和可贵的经验传播给国内同行，不仅为加强学术互动，促进学术发展，更为学术成果的推广和应用，推动我国医学事业发展。

我国医学发展很不平衡，经济发达地区与落后地区之间差别巨大，先进医疗技术往往只有在大城市、大医院才能开展。在这种情况下，更需要采取有效方式，把现代医学的最新进展以及我国自己的研究成果和先进经验广泛传播开去。

基于以上考虑，科学技术文献出版社精心策划出版《中国医学临床百家》丛书。每本书涵盖一种或一类疾病，由该疾病领域领军专家撰写，重点介绍学术发展历史和最新研究进展，并提供具体临床实践指导。临床疾病上千种，丛书拟以每年百种以上规模持续出版，高时效性地整体展示我国临床研究和实践的最高水平，不能不说是一个重大和艰难的任务。

我浏览了丛书中已经完稿的几本书，感觉都写得很好，既全面阐述了有关疾病的基本知识及其来龙去脉，又介绍了疾病的最新进展，包括笔者本人及其团队的创新性观点和临床经验，学风严谨，内容深入浅出。相信每一本都保持这样质量的书定会受到医学界的欢迎，成为我国又一项成功的优秀出版工程。

《中国医学临床百家》丛书出版工程的启动，是我国现代医学百年进步的标志，也必将对我国临床医学发展起到积极的推动作用。衷心希望《中国医学临床百家》丛书的出版取得圆满成功！

是为序。

作者简介
Author introduction

　　王炳元，男，河南内乡县人，医学博士，主任医师，教授，博士研究生导师。1976 年 2 月入伍，从事卫生员和临床检验工作，为参与新疆天山"最美公路"建设官兵身体健康护航。1979 年从部队考入新疆医学院医疗系，1984 年本科毕业后就读于中国医科大学，相继攻读硕士和博士学位，后留校工作至今。曾留学日本 4 年，其中 2 年师从日本金泽医科大学高田昭教授，从事酒精性肝病的基础和临床研究。

　　主要从事消化系统疾病和老年消化器官衰老的预防和治疗，先后担任消化内科主任和老年消化内分泌科主任。为恢复高考后毕业的唯一能够熟练掌握腹腔镜检查技术的内科医生，也是唯一能够开展内镜下胃造瘘的老年科医生，首创了高龄患者非麻醉镇痛下胃肠镜检查技术，探索了一套高龄患者肠内外营养护理、治疗策略、心理干预等综合评估思路。在脂肪肝、酒精性肝病及酒精相关性疾病的基础和临床研究方面造诣颇深，对各种复杂酒精性肝病的诊疗有独到的见解，诊断和治疗经验丰富，居国内领先水平。

参与筹建中华肝病学会脂肪肝和酒精性肝病学组，连续担任两届副组长，参与制定和修改历次《酒精性肝病诊治指南》。中文发表在中国知网上能够下载（部分不能下载）的文章，几乎涵盖了其对饮酒相关疾病的所有临床问题的经验和见解。酒精性肝病研究相关的课题获得辽宁省科学技术进步奖二等奖1项、三等奖2项，沈阳市科学技术进步奖一等奖1项。

曾任世界胃肠病学会会员、亚太胃肠病学会会员、中华肝病学会脂肪肝和酒精性肝病学组副组长、辽宁省消化分会副主任委员和中西医结合肝病学会副主任委员等。现兼任中国医师协会脂肪肝专家委员会副主任委员、中国老年医学学会消化分会常委、中华消化学会老年协作组副组长和肝胆协作组委员、中华肝病学会遗传代谢性肝病协作组委员、辽宁省免疫学会老年免疫分会主任委员和辽宁省基层卫生协会消化疾病专业委员会主任委员等。

国内外发表论文300余篇，其中2009年发表在 *Am J Gastroenterology* 的 "Fibrolamellar hepatocellular carcinoma" 文章被推选为该年度美国消化病医生继续教育教材，2014年发表在 *Cancer Letters* 的 "Helicobacter pyloriinduced gastric inflammation and gastric cancer" 文章位列中国医科大学国外被引论文前十位。

主编《消化病手册》《消化内科门诊手册》《诊疗护理技术》《三分钟病情早知道》《衣食住行与脂肪肝酒精肝》等著作；参编《中华医学百科全书》（消化病学卷的酒精性肝病部分）、《临床医学概要》（消化和内镜部分）、《脂肪性肝病》（酒精性肝病部分）、《临床病例诊治演习》和《中西医结合诊治脂肪肝》（酒精性肝病部分）等著作。

前 言
Foreword

中国有 5000 年的酒文化历史，无处不散发着浓浓的酒的氛围，整个社会对酒的容忍度超过烟草和任何成瘾物质。据统计，2014 年我国酒精性肝病占所有肝病病因的 14.8%，患者超过 6000 万，饮酒已经是肝硬化的第二大病因。饮酒不仅造成肝损伤，还是意外创伤、神经精神障碍、心血管疾病、中风、不孕不育和癌症等的直接或间接原因。因酒致贫和因酒返贫，并不是耸人听闻。饮酒的后果对社会资源的消耗难以估量。

目前更严重的问题是，很多年轻人，先有肥胖之后再加狂饮，与既无肥胖也无饮酒的人相比，男性单纯肥胖因肝脏疾病而死亡的相对风险为 1.29，单纯饮酒过量为 3.66，肥胖加狂饮高达 9.53。提高全社会各个层面对过量饮酒危害的重视，尽量减少个人、家庭和社会的负担，这就是本书最想传达的信息之一。

编写本书的第二个目的是想澄清国内外在酒精性肝病

诊治过程中的一些模糊认识。①人类在饮酒，不是在喝酒精，酒精喂养的动物结果不能完全被用于人类；②酒的主要成分是酒精，但酒精之外还有 300 多种成分可以保护身体免受酒精的损害，酒不等于酒精；③酒精对肠道黏膜屏障的损伤是酒精性肝病最主要的发病机制，而不完全决定于遗传基因；④黄疸、凝血异常是重症酒精性肝炎的特点，没有食欲减退和肝性脑病，这是区别于慢加急性肝衰竭的关键点；⑤能够评估重症酒精性肝炎程度的唯一（不是之一）方法是 Maddrey 判别函数，无肌酐的升高是关键；⑥在国外激素的用量 4 周不变，早期激素量不足，后期激素用量过多，死亡率增加；⑦国内外的指南都没有激素应用过程中不良反应的预防；⑧酒精性肝病患者的人文关怀重于一切治疗；⑨完全戒酒未必是最好的治疗方法；⑩肝移植的效果不亚于其他病因的终末期肝病；等等。这些问题都在本书中做了详细地说明。

从事酒精性肝病临床研究 30 年来，得到了我的导师沙文阁教授、傅宝玉教授和日本酒精性肝病研究班班长高田昭教授的精心指导，还有国内知名肝病专家王宝恩教授、王泰玲教授、庄辉院士、陈成伟教授和袁平戈教授的鼎力支持，一直得到曾民德教授、范建高教授和魏来教授等三任中华肝病学会脂肪肝和酒精肝学组组长的指导和信任，在此一并表示衷心的感谢！同时还要感谢和我共同奋战在酒精性肝病研究一线的中国医科大学的同事们和学生们！

本书的观点，特别是上述 10 条纯属自己文献学习、基础实验和临床实践的总结，敬请参考。有些观点可能是片面的，希望各位专家和读者批评指正。同时希望中国酒精性肝病的研究有自己的独特成果，尽快走向世界前列。

目 录
Contents

酒精相关性肝病的危险因素

1. 酒的特殊性

几乎全世界的人都在饮酒。长期饮酒的人并不都患肝病，即使过量饮酒也只有 1/3 的人出现肝损伤，只有少数饮酒量达到危险水平的人才会出现临床上明显的症状（或体征）和肝功能异常。饮酒似乎是一个单一而明显的危险因素，但更深入的研究揭示了一个更有趣和复杂的相互作用的证据：遗传、环境和社会因素有助于酒精相关性肝病（alcohol-related liver disease，ALD）表型的发生、进展和不良后果。

在一项队列研究中，对没有症状的过量饮酒者进行肝活检，只有 20%～30% 的患者存在脂肪性肝炎，10% 的患者出现肝硬化。另一项研究表明，每日饮酒折合纯乙醇 ≥ 200 g 的人随访 13 年和 20 年，肝硬化的发生率分别为 20% 和 50%。

当然，这并不意味着大多数酗酒者可以认为自己"安全"，不受酒精的有害影响。虽然肝病与酒精摄入的关系最为密切，但也只占酒精相关危害的一小部分，更多的还有意外创伤、神经精神障碍、心血管疾病、中风和癌症。在大量饮酒的人群中，酒精相关疾病的发生与否，是由遗传和环境等多种致病因素与保护因素的总和所决定。

认识这些危险因素，就可以在享受饮酒带来的快乐基础上，又不伤身体。

2. 饮酒的环境因素

（1）饮酒量

饮酒量的影响可以在人口水平上证明，各国的总饮酒量与其肝病死亡率之间有一定的关系。20世纪40年代法国因战争中断了酒的供应，肝硬化的死亡率明显下降。年人均绝对饮酒量升降1升就会影响14%男性、8%女性的肝硬化死亡率。

国内外ALD的指南都采用患者每日饮酒量或每周平均饮酒量来计算，还要把饮酒量折算成纯乙醇（g）。这就带来以下3个问题：①国外饮酒者比较专一，单纯一种酒，只要他诚实报告，饮酒量就很好统计。中国人一次饮酒就可以数种混着喝，即使白酒，度数也不同，真实的饮酒量很难统计。②纯乙醇克数是由酒精度数计算的，饮酒量的不准确，再加上不同的酒饮料，因而实际"克数"就会有很大偏差。③未被认定为"酒精"的酒还有很多，包括自制或非正式生产的酒精饮料，以及通常不是作为酒的日用品，例如漱口水、变性酒精、药用酊剂、润肤液和香水等。全世界几乎四分之一（24.8%）的酒精是以未被认定为"酒精"的形式消费的。印度自制烈性酒占总酒精消费量的比例很高，我们国家没有准确地统计。

（2）饮酒模式

测量饮酒模式以准确解释饮酒对人们健康和幸福的影响，比简单地确定饮酒量更为复杂。饮酒模式评分（patterns of drinking score，PDS）是饮酒模式的具体体现。测量范围从 1 分（最低风险饮酒模式）到 5 分（最高风险饮酒模式），包含 6 项内容：①通常每次饮酒量；②节日饮酒；③经常喝醉；④每天或几乎每天喝酒；⑤边吃饭边喝酒；⑥在公共场所饮酒。每天或几乎每天边吃饭边喝酒的饮酒者风险最低。同样的饮酒总量，只在周末喝酒的人比每天喝酒的人患肝病的可能性要小。低风险饮酒模式（≤ 3 分）主要见于中高收入国家，而 95% 以上低收入和中低收入国家得分＞ 3 分。在消费水平相同的人群中，分数越高，酒精引起的疾病负担越大。重度间歇性饮酒（heavy episodic drinking，HED）也是一个重要的饮酒模式，定义为至少每月 1 次饮用≥ 60 g 纯酒精。

（3）食物的保护作用

只在进餐时饮酒的人明显比空腹喝酒的人对肝病的影响小。很可能是因为食物减缓酒精在胃的吸收，导致进入肝脏血液中的酒精浓度峰值降低。

有人对350万起超市交易分析，发现购买葡萄酒的人更有可能购买与健康饮食相关的物品，如水果、蔬菜和低脂农产品，而购买啤酒的人更有可能购买糖、薯条、软饮料和高脂食品。葡萄酒的"保护"作用可能更多地与饮酒者生活方式中的相关变量有关，而不受饮料本身的影响。由于网络的宣传，喝葡萄酒人群也可能有更多的机会接受一些改善健康的信息。

（4）酒的类型

一项对30 630名哥本哈根市民的研究证实，在饮用任何含酒精饮料的消费者中，肝脏疾病都会增加，但喝葡萄酒的人似乎比喝啤酒或烈性酒的人风险低。这些数据似乎支持葡萄酒中某种"保护性成分"的效应，比如葡萄酒中的一些黄酮类化合物比啤酒或烈性酒更为丰富，黄酮类化合物具有抗氧化性和组织保护作用。国内也有两种白酒"保护肝脏"的研究，似乎没有道理，但细想还是值得研究的。因为除了乙醇之外，酒中的其他保护性成分可能更重要。

（5）饮食因素

高脂饮食已被证明与更严重的肝脏疾病有关。酒精相关性肝损伤的所有阶段（脂肪变性、脂肪性肝炎、肝硬化），肥胖和高血糖都是最强的预测因素。对9559名苏格兰男性进行了23年随访研究发现，与既无肥胖也无饮酒的人相比，因肝脏疾病而死亡的相对风险：单纯肥胖男性为1.29，单纯饮酒过量男性为3.66，肥胖加狂饮为9.53。两者都发生在肝脏代谢相同的路径，肥胖还能促进包括循环血管紧张素、去甲肾上腺素、胰岛素和葡萄糖的升高，以及脂肪因子的不平衡，直接激活肝肌成纤维细胞因子，因此出现 1+1 ＞ 2 的表现。

（6）经济因素

来自发达国家的社会调查和死亡率研究表明，在社会经济地位（socioeconomic status，SES）较高的群体中，有更多的饮酒者、更多的饮酒机会和更多的低风险饮酒模式。然而，社会经济地位较低的人似乎更容易受到酒精消费带来的实际问题和后果的影响。对于给定的饮酒模式，体力劳动者似乎比非体力劳动者更容易受到与酒精相关的严重健康后果（包括死亡率）的影响。值得注意的是，这种脆弱性是世代相传的。例如，社会经济地位较高的个体可能选择更安全的环境，更好地获得高质量的医疗服务（可能解释了 SES 相关的住院或饮酒相关问题治疗后存活率的差异）。社会地位较低群体的个人支持网络不够广泛，也就是说，在严重后果发生之前，激励他们解决酒精问题的因素或人员较少。过去有人提出的第三种有争议的解释是，在社会地位较低的群体中，存在着"要么全有要么全无"的行为模式，即穷人很少喝酒，但当他们喝酒时，却喝得很多，因为市场自由化和日益富裕增加了酒精在低消费群体中的供应。鉴于酒精负担能力的变化往往增加了饮酒，特别是在较低社会地位群体中，预计酒精消费量的增加将使发展中国家由酒精引起的疾病负担加重。与酒精使用障碍有关的边缘化和污名化进程，以及可能导致的社会地位的漂移，也可能造成重大的社会负担。

与饮酒和酒精所致疾病负担有关的最重要的社会脆弱性因素是经济发展水平。

一般来说，经济发达地区，酒的质量和饮酒模式更科学，因此，饮酒者数量多，戒酒者少，但酒精相关疾病者少；经济不发达的地区，劣质酒多，饮酒模式比较随意，饮酒者多（包括家庭聚集），戒酒者少，健康状况差的人多。酒精消费水平和模式与经济财富之间的关系似乎相当直接。在获得治疗或其他资源不平等的情况下，特定水平或模式的饮酒对资源较少的人的健康和社会影响也可能更为严重。

更大的经济财富与更高的消费水平、更低的戒酒率有着广泛的联系。然而，在一定饮酒水平或饮酒模式下，经济发展水平较低的社会中，酒精引起的死亡率、疾病和伤害的负担通常比富裕的社会要大。对于诸如肝硬化等重度饮酒的慢性影响，由于营养不足或病毒性肝炎等辅助因子的存在，常常会有更坏的结果。此外，减轻饮酒对健康不利影响的服务可能不太普及。酒后驾车也可能会有更糟糕的结果，因为在较不富裕的社会街道和车辆的安全性较低。

（7）吸烟

饮酒往往伴随吸烟。在大型队列研究中，吸烟与酒精性肝硬化的风险增加相关。每天 20 支香烟的相对风险是不吸烟者的

3 倍。易受伤害的个体往往更容易产生一个以上的个体风险因素，例如不健康的饮食、缺乏体力活动和吸烟。

（8）咖啡

近来咖啡保健的新闻不断出现。对美国西部 125 580 名医疗保健计划参与者进行的长达 15 年的跟踪研究，发现喝咖啡对 ALD 的发展具有明显的剂量依赖性保护作用。在年龄、体重、吸烟、性别和种族进行标化后，每天喝 4 杯咖啡可将 ALD 的相对风险降低至 0.2。可能的保护机制包括拮抗炎症和上调抗炎作用的腺苷 A2 受体，抑制磷酸二酯酶或增强抗氧化防御功能。这种解释似乎有些牵强，欧洲人饮酒是一种习惯和欣赏，喝咖啡的时间占用了饮酒的时间，必然降低了饮酒的频率和量。

饮酒对公共健康影响的研究，往往都是在社会贫困程度较高的地区，在收入低、受教育程度低、社会支持有限的情况下，上述部分或全部因素很可能会共同增强酒精对肝脏的有害影响。

3. 饮酒的遗传因素

早期酒精性肝硬化的发展似乎与遗传因素有关，但晚期肝硬化可能更多的是饮酒总量所致。

（1）年龄

早期开始饮酒（14 岁之前）是健康状况受损的一个预测因

素，因为其与晚年酒精依赖和滥用的风险增加有关，包括与酒精有关的机动车事故及其他意外伤害。就饮酒模式而言，国外15～19岁年龄段的人（11.7%）比其他所有年龄段的人群，每个月的 HED 次数都高。中国这个年龄段的大部分年轻人都在努力学习，没有饮酒的机会，但如果辍学，比国外 HED 的频度更高。而 25～35 岁年龄段的人每个月 HED 的次数明显增多。年轻人似乎喜欢冒险，在醉酒时可能会做出更鲁莽的行为。年轻人饮酒总量的更大比例是酗酒。

老年人的酒精相关伤害与年轻人有些不同。虽然饮酒量通常会随着年龄的增长而下降，但老年饮酒者通常比其他年龄组更频繁地饮酒。随着年龄的增长，他们的身体通常无法处理与前几年相同的酒精消费水平和模式，从而导致意外伤害的高负担，如与酒精有关的跌倒。由于世界上许多国家的人口迅速老龄化，老年人群中与酒精有关的疾病负担日益成为公共卫生关注的一个问题。与年龄有关的脆弱性是对酒精消费进行特定年龄监测和政策反应的基础。

HED 在老年人群中可能更为普遍，往往与孤独有关。一个人越脆弱，就越有可能出现酒精问题。

（2）性别

有害饮酒是 15～59 岁男性死亡的主要危险因素。

在一定程度的饮酒或特定的饮酒模式下，女性更容易受到酒精相关的伤害。随着经济发展和性别角色的变化，女性使用酒精的情况一直在稳步增加，而且酒精会对新生儿造成严重的健康和社会后果。

残疾调整生命年（disability-adjusted life years，DALY）是一种基于时间的衡量特定人群疾病总负担的指标，指因过早死亡而丧失的生命年数与因健康状况不佳而丧失的生命年数之和。与女性相比，男性因酒精导致的 DALY 总负担要高得多。男性疾病负担加重的主要原因是男性戒酒的频率较低，饮酒的频率更高，数量也更多。当考虑到一定程度的饮酒或饮酒模式对健康和社会的影响时，性别差异显著减少甚至逆转。

男性受伤的患病率较高，对于癌症、胃肠道疾病或心血管疾病等，同样的消费水平会导致女性更明显的不良结果。

妇女的脆弱性可以用多种因素来解释，女性的体重通常较低，肝脏代谢酒精的能力较小，体内脂肪的比例较高，这些因素共同促使女性在摄入相同量酒精的情况下，血液中的酒精浓度高于男性。由于男性伴侣的饮酒问题和饮酒行为，妇女还受到人际暴力和危险性行为的影响。饮酒还被证明是乳腺癌的一个危险因素。

社会对妇女饮酒持比男子更消极的态度，特别是对有害饮酒持更消极的态度，这取决于文化背景，可能会使妇女易受社会伤害。怀孕期间饮酒的妇女可能会增加胎儿酒精谱系障碍（fetal alcohol spectrum disorder，FASD）的风险，包括胎儿酒精综合征、酒精相关神经系统发育障碍和酒精相关出生缺陷等，并增加新生儿其他易患疾病的风险。

女性终生不饮酒的比例比男性更多。女性即使饮酒，她们平均饮酒量较少，参与 HED 的频率也较低。

ALD 最明显的遗传危险因素是女性。与男性相比，女性在一定的总酒精累积量下更容易发生肝硬化。原因有两个方面：①女性身体成分中水分含量百分比较高，脂肪含量是其主要生理基础，乙醇易溶于水，相同剂量的乙醇女性会比男性更快达到较高的血液酒精浓度峰值；②在啮齿动物中发现雌激素对炎症反应有不同的影响，但这在人类中还没有被证实。因此，女性的酒精摄入量建议低于男性。

（3）基因

公布的候选基因有四个组成部分：饮酒行为、氧化应激、炎症反应及组织纤维化。与 ALD 有关的最主要的是乙醇脱氢酶（alcohol dehydrogenase，ADH）和乙醛脱氢酶（aldehyde dehydrogenase，ALDH）的基因多态性。ADH2*1 和 ADH3*2 变异体将乙醇快速转化为乙醛，或 ALDH2*2 的变异减缓乙醛的清除，导致乙醛积聚，在饮酒时引起不适感和潮红。在这些变异的人群中，大量饮酒不太常见，肝病的发病率也相应较低。

4. 基因与环境的相互作用

近年来，复杂疾病风险的理解已经扩展到包括基因 – 环境相互作用的影响，在这种相互作用中，暴露于环境中的有害因素（如乙醇、乙醛等）可以通过修饰 DNA 及其相关蛋白（尤其是乙酰化、甲基化或泛素化）来调节疾病相关基因的表达。这些表观遗传修饰可以从一代遗传到下一代，并改变疾病易感性。乙醇已经被证明可以影响啮齿动物模型和人类细胞中的 DNA 甲基化和组蛋白乙酰化。这就引出了一个有趣的可能性，即父母过量饮酒可能会影响后代的 ALD 易感性。

酒精使用障碍家族史被认为是遗传和环境原因的主要脆弱因素。遗传或遗传危险因素占酒精依赖变异很大比例。多个基因以不同的方式影响乙醇使用的起始、代谢和增强性质，有助于增加一些易受伤害的群体和个体对乙醇的毒性、精神活性和依赖性产生的易感性。父母饮酒障碍已被发现对儿童时期的家庭状况产生负面影响。有酒精使用障碍的父母表现出特殊的酒精消费模式，从而增加了他们的孩子在接触酒精时出现与酒精使用障碍高风险相关的饮酒模式的可能性。父母酗酒会影响家庭功能、亲子关系和养育方式，进而对儿童发育产生不利影响。对儿童的虐待，包括性虐待、身体虐待和忽视，也可能导致儿童精神病，后来导致酗酒问题。

因此，建议个人减少饮酒总量，增加一周内无酒日数，并在用餐时或用餐后饮酒，而不是在用餐前饮酒。改善生活方式的因素包括低脂饮食、减肥、锻炼和戒烟，可能对疾病的发展和一般健康产生重大影响，也可以增加其他饮料（如咖啡）的摄入机会，减少饮酒频率。最便捷的方法可能来自公共卫生政策，采取减少社会不平等现象、改善教育、尽量减少社会排斥和控制廉价酒的供应等干预措施。

酒精对身体的危害

5. 酒精的危害因素

饮酒不仅会影响疾病、伤害和其他健康状况的发生率，还会影响个人的疾病过程及其后果。除环境因素外，与酒精相关的危害是由饮酒的三个相关因素决定的：饮酒量、饮酒模式及在罕见情况下的饮酒质量。

（1）饮酒量

对于大多数由酒精引起的疾病和损伤，存在剂量－反应关系。例如，对于所有可归因于酒精的癌症，饮酒量越多，患这些癌症的风险就越大。

（2）饮酒模式

不仅饮酒量，随着时间的推移，饮酒模式也会增加危害的风险。例如，与其他时间的饮酒方式相比，边吃边喝的方式似乎对慢性病的危害较小。饮酒模式与伤害（无意和故意）、心血管疾病风险（主要是缺血性心脏病和缺血性中风）有关，低风险饮酒模式的心脏保护作用在 HED 的情况下完全消失。一次 HED 也会造成许多急性后果，例如酒精中毒、伤害和暴力，任何社会环境都不赞成醉酒。即使饮酒者的平均饮酒量相对较低，HED 也会带来严重的后果。

（3）酒的质量

酒的质量可能对健康有严重影响。含有酒精所以才称为酒，但是为何酒的价格有天壤之别，酒精之外的成分才是决定质量优劣的关键，也是保护身体免受酒精伤害的关键。但是，劣质酒的酒精外的成分，特别是非正式或非法生产的饮料中的成分，可能比酒精更会成为潜在的健康问题祸根。甲醇中毒的爆发和替代酒精的使用导致的悲剧事件时有发生。自制或非法生产的酒精饮料还容易被甲醇或其他剧毒物质（如消毒剂）污染。由于未记录的酒精产品通常在受监管的市场之外（导致价格更低、控制方式不同或导致难以控制），它们可能会增加酒精总体消费量，并与更多酗酒场合有关。

6. 饮酒的危害

除对自身的健康有影响外，饮酒者有害饮酒也会对其他个人造成伤害，如家庭成员、伴侣、朋友、同事和陌生人，还会给整个社会带来重大的健康、社会问题和经济负担。

（1）饮酒者的健康后果

饮酒被确定为 ICD-10 疾病和伤害代码涵盖的 200 多种健康状况的组成原因。最值得注意的是，新的证据表明酒精与结核病等传染病之间存在因果关系，饮酒还可能导致一种以上类型的疾病或伤害。

（2）饮酒者的社会经济后果

除了对饮酒者的身体（如肝病）和（或）心理健康（如抑郁症发作）造成伤害外，饮酒通常还与社会经济后果有关。这些社会经济后果与其他人的反应有关。如果出于宗教或文化原因禁止饮酒，其他人会对饮酒产生负面评价。同样，在饮酒完全融入日常生活的社会中，可接受的饮酒行为也有界限，无论是特定的饮酒事件还是特定的饮酒模式。当一个人跨越特定文化的界限时，他或她可能会经历社会经济后果，如收入损失、失业或家庭问题、耻辱和获得医疗保健的障碍。

酒通常是一种有价值的商品，也就是说，饮酒具有目的性。在收入较低的情况下，酗酒会加重饮酒者、饮酒者的家庭或整个社区的贫困，从而增加健康或社会危害。醉酒、酒依赖或戒酒状态会导致主要社会角色在工作中的不良表现。在养育子女、人际关系和友谊方面，酗酒者和其他人都可能受到不良影响，例如工作或生产力的丧失、家庭生活的破裂和功能障碍，包括家庭暴力，反过来又会对身体或心理健康造成损害。

饮酒模式如何被他人理解，在社会判断中至关重要。在许多文化中，有一种明显的倾向，即对那些习惯性醉酒的人及其家庭进行排斥和社会排斥，甚至比对"肮脏或邋遢"的人更为明显。在世界各地的几项调查中，受访者认为酗酒者在医疗保健方面应该得到较少的重视。通常给出的理由是酗酒者的行为导致了他们自己的疾病。更令人担忧的是，对医疗服务的研究表明，如果患者被视为酗酒，那么所提供的医疗服务可能会低劣，或获得医疗服务的机会恶化。鉴于获得良好保健的机会预计会影响健康状况，应该成为个人和社会一级的重大关切。

（3）对其他人的伤害

饮酒对他人造成的危害包括社会经济后果和重大健康问题，包括酒精有关的伤害、心理健康影响和畸形胎儿等。受影响的个人可能是配偶或伴侣、子女、亲属、朋友、邻居、同事、同住一户的人或陌生人，尤其是女性和年轻人，也常见于交通事故中。

（4）对社会的危害

有害饮酒会给整个社会带来重大的健康、社会和经济负担。人们越来越认识到有害使用酒精不仅对个人，而且对社会公共卫生产生重大影响。2012 年美国死亡人数的 5.9% 和全球疾病与伤害负担的 5.1% 归因于酒精。有害饮酒会使人过早死亡或残疾。

饮酒的危害不仅是个人的，而且不限于健康。有害饮酒也可能带来巨大的社会和经济代价，包括直接经济成本：如医院和卫生系统、警察和刑事司法系统、失业和福利系统等多种保健服务的费用，以及司法部门的重大成本；间接成本：由于旷工、失业、产出下降、收入潜力降低及过早退休或死亡导致的工作年限损失；无形成本：分配给生活质量下降的成本，由饮酒者及其家庭承担，也可能由与饮酒者有关联的其他个人承担。

酒精伤害肝脏的机制

酒精性肝硬化发病率的风险曲线比肝硬化死亡率的风险曲线要平坦得多，表明相对较低或中等程度的饮酒与肝硬化发病风险的显著增加无关，但随着饮酒量的增加，这种风险呈指数级增加。然而，如果一个人已经患上了肝硬化，即使在相对适度的饮酒水平下，肝硬化的死亡率也变得相当明显。了解酒精和其代谢物对肝细胞的损伤反应，对于阐明疾病发生、进展有关的途径及确定治疗靶点至关重要。实验模型表明，酒精通过氧化应激和肠源性内毒素诱导库普弗细胞的机制而致病。

7. 酒精（乙醇）对肝细胞的代谢损伤

酒精是通用名，乙醇是化学名，在谈到化学反应时通用乙醇。

进入体内的绝大部分乙醇通过肝细胞的氧化反应解毒。乙醇首先由胞质中的 ADH 催化，利用烟酰胺腺嘌呤二核苷酸

（nicotinamide adenine dinucleotide，NAD）将其转化为乙醛，也可以通过微粒体乙醇氧化酶系统中的细胞色素 P450 2E1（CYP2E1）在滑面内质网中被氧化为乙醛。氧化过氧化物酶体中的过氧化氢酶也可以氧化 25% 的乙醇。乙醇被氧化后产生的乙醛，通过线粒体中的 ALDH 氧化生成乙酸酯；CYP2E1 通过还原型烟酰胺腺嘌呤二核苷酸磷酸（reduced nicotinamide adenine dinucleotide phosphate，NADPH）依赖的途径也可以将乙醛转化为乙酸。乙酸是无毒的，它进入循环系统并分解成 CO_2 和 H_2O。

乙醇和乙醇代谢过程中产生的代谢产物，是造成肝损伤的重要原因。

（1）乙醇可以改变细胞膜的流动性，改变膜结合酶和转运蛋白的活性，影响细胞信号传导，它也导致线粒体功能障碍和甘油三酯积累

乙醇使用的严重程度和持续时间会改变 CYP2E1 的表达，影响通过这种含氧自由基或活性氧（reactive oxygen species，ROS）产生途径代谢的乙醇比例，从而导致疾病进展。例如，在酒精性脂肪性肝炎患者中，CYP2E1 的表达被估计高出 5 ~ 20 倍。乙醇的清除动力学也随其剂量和持续时间而变化，导致急性和慢性酒精暴露相关的不同病理机制。

（2）乙醛能与 DNA 相互作用，直接影响基因表达，从而导致肝细胞损伤和癌变

乙醛能与参与 DNA 修复的蛋白质、酶（包括 CYP2E1）、结

构蛋白（如细胞骨架元素）和胶原形成加合物（抗原或半抗原），以及与肝大分子共价结合而触发免疫应答，损害细胞活性和线粒体脂肪酸氧化；乙醛还能结合谷胱甘肽，抑制其清除过氧化氢的能力，减少对氧自由基的防御。

（3）CYP2E1 代谢时产生的超氧阴离子和羟乙基自由基是高度反应性的 ROS

ROS 生成的脂质过氧化产物，被认为是酒精引起的肝硬化和癌症病理学的主要介质，特别是丙二醛和 4- 羟基壬烯醛脂质过氧化产物与 DNA 形成加合物，引起免疫应答，形成氧化应激的基础。

（4）乙醇代谢使 NAD 向 NADH 过度导致 NAD/NADH 失衡，引起碳水化合物和脂质代谢改变

细胞质中过多的 NADH 被转移到线粒体中，线粒体诱导电子传递成分呈还原状态，从而通过促进电子向氧的转移形成 ROS。监视 NAD/NADH 的氧化还原状态是表示活体内线粒体功能的最佳参数。NADH 诱导抑制线粒体 β 氧化和乙酰辅酶 A 转移到脂肪酸合成中，导致脂质堆积从而促进脂肪变性。此外，乙醇还可以激活固醇调节元件结合蛋白 -1（sterol regulatory element binding protein-1，SREBP-1），从而导致许多参与脂肪酸生成的基因转录激活。在 ALD 患者的肝活检样本中，游离脂肪酸的水平可增加 10 倍。游离的脂肪酸具有潜在的肝毒性。脂肪酸与脂质膜和其他细胞组分相互作用，直接造成损伤，并破坏细胞信号

传导。线粒体中脂肪酸的氧化产生过氧化氢，导致氧化应激，引起线粒体功能障碍。饱和脂肪酸可以通过激活巨噬细胞表达的 Toll 样受体 4（toll-like receptor 4，TLR4），激活肝细胞炎症小体，产生趋化因子来促进炎症反应。过度甘油三酯处理导致内质网应激，继发未折叠蛋白积聚，触发"未折叠蛋白反应"，导致蛋白质合成减少、蛋白质降解和 Nfr-2 介导的凋亡激活增加。内质网应激可导致肝细胞和内皮细胞的凋亡和创伤愈合反应的持续激活，从而促进纤维化。

脂肪酸以甘油三酯的方式储存在肝细胞，积累的甘油三酯对肝无毒性。甘油三酯过度积累导致的脂肪变性，可被认为是对酒精摄入引起的脂肪酸积累的一种保护性反应。甘油三酯通常被包装成脂蛋白在肝细胞内质网出口到脂肪储存。如果这个系统不堪重负，过量的甘油三酯积累，形成脂肪肝。

（5）氧化应激

乙醇和脂质的代谢在肝细胞中产生 ROS，活化的库普弗细胞分泌 ROS，吞噬细胞在吞噬过程中通过呼吸爆发产生 ROS，肝细胞、库普弗细胞、炎性细胞中 NOX [NAD（P）H 氧化酶] 和 iNOS（诱导型一氧化氮合酶）的诱导也产生 ROS。如果 ROS 不被抗氧化系统解毒，就会产生氧化应激，导致细胞分子（如 DNA 酶、转录因子、细胞因子）和膜的损伤。氧化应激反应的程度，取决于氧化剂的水平、暴露时间和细胞类型。氧化应激导致线粒体损伤/功能障碍；内质网应激和随后的细胞凋亡；参与调节脂质和葡萄糖代谢的信号通路中断，脂质合成增加；氧自由基与不饱和脂肪酸之间产生自由基链反应，产生有毒的脂质中间体；脂质过氧化作用；由于蛋白质分解而形成 Mallory 小体；凋亡和坏死，坏死细胞可以诱导炎症反应；谷胱甘肽合成的中断和同型半胱氨酸转化为蛋氨酸的损害，破坏了氧化还原平衡；ROS 可作为激活 TNF-α 生成、进一步成为氧化应激和炎症的信号中介物，激活细胞外信号调节激酶 1 和 2（ERK1/2）、p38、丝裂原活化蛋白激酶（MAPK）和核因子活化 B 细胞 κ 轻链增强子（NF-κB）；激活肝巨噬细胞（库普弗细胞）增加炎症级联反应。氧化应激是 ALD 发病的关键因素，与酒精性肝损伤的严重程度相关。抗氧化剂或乙醇氧化抑制剂，可以治疗酒精引起的肝毒性。

8. 乙醇导致肠黏膜屏障渗漏

乙醇、乙醛对肠道的毒性作用：乙醇介导肠道的微生物增殖，对胃肠黏膜直接损伤；乙醛介导的肠黏膜上皮间蛋白质重新分布，蛋白质相互连接的中断，最后使细胞间紧密连接开放；影响连接蛋白的调节性 micro RNA 的改变；上皮细胞因乙醇诱导而产生细胞骨架损伤等。这些作用的最终结果导致肠黏膜屏障破坏，肠道的细菌和细菌的代谢产物、病毒、真菌等渗漏（漏肠）到肠系膜静脉的末梢系统，通过门静脉进入肝脏。其中由肠道革兰阴性菌释放出来的内毒素（也称为脂多糖，LPS）研究最多。

当免疫系统识别到 LPS 并产生反应时，不仅诱发肝脏损伤，还容易促进细菌移位，这是 ALD 发生感染的重要机制。

循环到肝脏的 LPS 通常由库普弗细胞和肝细胞上 CD14 或 MD-2 表达的 TLR4 复合物进行处理，通过结合 LPS 分子阻断与 TLR4 的相互作用；降解脂质 A 部分的酶，使其效力降低；摄取后信号途径失活；修改后续靶细胞反应的细胞适应；血清脂蛋白中和等，在没有明显炎性细胞激活的情况下从循环中清除 LPS，防止对 LPS 的全身反应。

当 LPS 水平很高而不能被有效清除时，就会启动一种包括激活库普弗细胞在内的协同免疫反应。乙醇代谢过程中产生的丙二醛 - 乙醛加合物和脂质过氧化进一步使巨噬细胞对 LPS 敏感。激活的库普弗细胞产生的促炎细胞因子、炎症趋化因子和 ROS 是酒精性脂肪性肝炎发病的中心环节。抗生素的应用可减少或阻止这种炎症反应，表明由"漏肠"引起的循环内毒素在调节酒精的作用中具有关键作用。由于长期酒精负荷能增加血清中肠源性 LPS 含量，而库普弗细胞对 LPS 的反应增强，导致促炎细胞因子、重要的转录因子如 NF-κB 增加。乙醇对肝细胞的直接损伤，细胞清除 LPS 的能力下降，循环水平增加，形成恶性循环。

9. 炎症的免疫介导

活动性酒精性肝炎通常在戒酒后持续数月出现，它的严重性在戒酒的最初几周可能会恶化，免疫机制可能是损伤持续存在的原因。先天免疫系统细胞如单核细胞和巨噬细胞，都配备了一系列的模式识别受体，可以感知来自病原体和损伤的"危险"信号。急性炎症是一种通过介导清除受损细胞和组织修复的过程来抵御危险的稳态机制。慢性炎症往往涉及适应性免疫细胞，如果不解决危险或损伤，持续存在的细胞毒性免疫细胞将加重疾病的发展。

酒精性脂肪性肝炎的特征，是由于激活肝脏炎症细胞释放细胞因子和化学因子。暴露于酒精的人巨噬细胞不仅产生促炎反应，而且对 LPS 诱导的促炎信号敏感。活化的库普弗细胞产生的炎性细胞因子（TNF-α、IL-1β、IL-8）、NF-κB 活化和肝急性期细胞因子（IL-6），在调节酒精性肝炎的某些代谢并发症方面具有重要作用。酒精性肝炎患者血清中 TNF-α 和多种 TNF- 诱导细胞因子（如 IL-1β、IL-6 和 IL-8）水平极高。

补体 C3 缺乏的小鼠可免于酒精性肝损伤，表明补体也参与促进炎症，调节成脂基因的转录。血清免疫球蛋白水平，尤其是 IgA 在酒精性肝炎患者中增加。针对乙醛修饰的细胞骨架蛋白的抗体可以在一些个体中检测到。患者外周血淋巴细胞数量减少，辅助细胞与抑制细胞的比例增加，表明淋巴细胞参与了细胞介导的炎症反应。这会导致坏死性炎症、肝细胞膨胀和凋亡。酒精在功能上也会压制先天免疫系统细胞，减少细菌的清除。

已经发现急性中毒和慢性酒精摄入引起不同的免疫调节级联反应，并且似乎通过不同的分子途径介导对炎症的相互作用。急性酒精暴露与 LPS 诱导的体外和体内人单核细胞的抗炎作用有关，慢性饮酒会增加炎症细胞因子（包括 TNF-α）的表达，造成肝损伤。急性酒精摄入导致细胞骨架重组和 TLR4 重新分布，进而损害受体聚集，有效减少 TLR4 介导的下游信号传导。当 TLR4 移位时，急性酒精摄入也会干扰单核细胞和巨噬细胞中脂筏的信号传导，抑制 LPS 诱导的炎症信号传导。短期酒精暴露诱导人血单核细胞出现"LPS 低反应"状态，从而抑制 TNF-α 的产生。这种反应可能会增加感染的易感性，类似于感染性休克患者的易感性。人类酗酒导致单核细胞和巨噬细胞对 TLR 耐受，在这种耐受性中，通常诱导细胞内信号通路（刺激 LPS 反应中促炎性细胞因子的产生）减少。TLR 耐受性是通过上调 TLR 信号的负调控因子介导的，其特征是包括上调 NF-κB p50 同二聚体、Bcl-3 和 IRAK-M 在内的分子信号。相反，长期酒精暴露增加了库普弗细胞对 LPS 刺激的敏感性，增强细胞因子介导的炎症。因此，至少在一定程度上解释了酒精的急性和慢性作用的明显差异。除了效应之间的机制区别外，值得注意的是，长期酒精暴露使肝脏更容易受到狂饮 / 急性摄入引起的细胞变化所造成的损伤。

10. 表观遗传学

越来越多的证据表明，表观遗传过程（导致蛋白质表达 / 活性的变化），特别是蛋白质乙酰化和磷酸化、组蛋白修饰（改变基因表达）和 DNA 甲基化，是由乙醇及其代谢物和活性氧诱导的。这些效应被认为在调节 ALD 的病理生理反应中起着重要作用。

DNA 甲基化的改变与肝损伤有关，并且在急性酒精摄入后已经证明了疾病的结局。而在慢性酒精摄入体内时产生适应性反应，DNA 的甲基化降低。

miRNAs 能够通过转录后机制减少靶基因的表达。miRNAs 在库普弗细胞、肝细胞和肝星状细胞中是 LPS 信号传导的重要介质。miR-155 和 miR-21 都与摄入酒精后的 LPS 信号有关。在急性酒精暴露后，巨噬细胞中也有 miR-155 的诱导，并被认为与 LPS 诱导产生的 TNF-α 和 miR-21 直接相关。酒精喂养小鼠的库普弗细胞对 TLR4/LPS 诱导的信号传导的敏感性增加（导致 TNF-α 的过度产生），目前认为是由 miR-155 的上调引起的，从而导致炎症增加。miR-34a 的过度表达诱导培养细胞凋亡，miR-122 在调节脂质代谢、肠道通透性和细胞周期中的作用被认为是致病的分子机制。乙醇对 miR-34a 和丰富的肝脏特异性 miR-122 都有调节障碍。

11. 酒精性肝纤维化发生机制

酒精性纤维化发生的部位与其他原因所致的纤维化明显不同，说明两者致病机制的差异。酒精性肝炎和肝硬化患者中性粒细胞功能障碍，高自发氧化爆发和吞噬作用能力降低，与感染、器官衰竭和死亡的风险显著增加有关。ALD 中激活的库普弗细胞是纤维化瘢痕形成，或通过各种因素的分泌而减轻损伤的决定因素。巨噬细胞消融术可以减轻纤维化。ALD 中库普弗细胞产生的转化生长因子（transforming growth factor β，TGF- β）也被认为可以诱导早期纤维化，TGF- β 促进胶原和 TIMP 的表达，促进肝星状细胞向肌成纤维细胞的转化，抑制这一途径可减轻肝损伤。

LPS 能直接激活肝星状细胞，引起肝细胞脂质过氧化的活性醛也能刺激肝星状细胞产生胶原。ROS 能够诱导肝星状细胞转化为肌成纤维细胞，导致胶原的过度生成，激活基质金属蛋白酶（MMPs）也导致细胞外基质重塑，细胞外基质片段刺激炎症细胞产生趋化因子 / 细胞因子，进一步驱动纤维化。

NK 细胞（natural killer T 细胞）具有抑制肝纤维化的重要防御作用：能诱导肝星状细胞凋亡。然而，慢性酒精摄入会损害这一功能，使其似乎被耗尽，表明它们的保护作用可能仅限于早期疾病阶段。库普弗细胞在疾病消退过程中可诱导星状细胞凋亡。这些相反的作用是机体适应免疫微环境变化的结果。

12. 共病因素协同酒精性肝损伤

除了饮酒量之外，与酒精共存因素可能在 ALD 的发生中起到推波助澜的作用。非酒精性相关脂肪肝疾病、慢性肝炎和铁积累等，与酒精可以相互作用，改变疾病的发展轨迹，既可以促进纤维化的进展，也可以缩短肝硬化发展到临床失代偿的时间。

（1）超重、肥胖和糖尿病

狂饮加肥胖会增加饮酒者患肝硬化的风险。可能的机制包括：微粒体细胞色素 CYP2E1 的上调；促进游离脂肪酸的释放；活性氧的产生；脂质过氧化作用；内毒素诱导库普弗细胞活化；产生白细胞介素 -1β 及脂联素抵抗。一项研究包括 1604 名有酗酒史的患者，608 例有肝硬化，其中 411 例经肝活检证实。促进肝硬化进展的四个因素分别为年龄、女性、酗酒的总时间及超重至少 10 年。

国外超重的定义是女性体重指数（BMI）> 24（kg/m²），男性体重指数 > 26（kg/m²）。与患者 10 年前的体重相比，并对其他变量进行调整后，超重使肝硬化发生的风险增加了 2.2 倍，也增加了患急性酒精性肝炎的风险。在另一个队列中，体重指数为 29（kg/m²）的患者与体重指数为 21（kg/m²）的患者相比，患肝硬化的风险高 1 倍。推测肝脏游离脂肪酸含量增加能提高超重个体肝损伤的风险。肥胖本身就可以启动脂肪肝的发生。

非酒精性脂肪肝（nonalcoholic fatty liver，NAFLD）与 ALD 所有阶段的组织学表现类似，有时候难以区分。因此，对于具有代谢综合征特征的饮酒患者来说，确定这两个过程的相对风险是一个挑战。男性每周饮酒 ≥ 210 g、女性 ≥ 140 g 可能与 ALD 有关。但肥胖与饮酒同时存在，对肝硬化和肝癌的发生是共同的风险。事实上，肥胖已经被证明是 ALD 肝硬化发展的危险因素。

酒精相关肝硬化患者的糖尿病发病率很高，但尚不清楚其因果关系。每周饮酒量超过 270 g 的患者，糖尿病发病率增加 1 倍。与酒精相关的肝病和更严重的纤维化使患者血糖水平较高，高达 20% 的终末期 ALD 患者有糖尿病。

戒酒有可能迅速改善这种风险状况。与非酒精性相关肝病相比，戒酒可以更准确地降低脂肪变性的程度。热量摄入的减少通常会使体重减轻，行为模式的改变会改善患者营养状况，血糖也有所控制。增加胰岛素敏感性的干预措施是否与 NAFLD 的改善同样相关，目前还不清楚。

（2）铁负荷

酒和铁协同导致肝损伤。饮酒会增加血清铁含量，这种影响在戒酒后 6 周内就会逆转。铁最初沉积在肝细胞中，但随着疾病进展也可沉积在巨噬细胞中。饮酒会增加 C282Y 纯合状态和遗传性血色素沉着症相关易感性患者的疾病严重程度。血色病患者每天喝 20 ～ 30 g 酒精的酒，肝病增加 4 倍，≥ 60 g/d 时则增加 9 倍。具有疾病外显率的 C282Y/H63D 复合杂合子患者，比具有相似疾病模式的 C282Y 纯合子肝病者可能增加 2 倍。年龄增长、女性、超重和葡萄糖耐量异常等因素，与铁沉积协同增加肝病进展有关。但是，几乎没有证据表明缺铁改变了主要由酒精引起的疾病的进展速度。

（3）丙型肝炎

酒精是丙型肝炎患者肝硬化发展最显著的因素。人们对其机制了解甚少，但认为其中包括丙型肝炎病毒复制增加；准种出现率较高；免疫损伤；树突状细胞功能受损；线粒体功能障碍；蛋白酶体活性和活性氧的产生及高凋亡率。

从感染到疾病晚期酒精都产生作用：饮酒者身体自发清除病毒的可能性降低了一半；即使数月不饮酒，血清丙型肝炎病毒载量仍较高；饮酒增加丙肝患者重症化 2 ～ 3 倍；提前 10 年发展至肝硬化；一旦发生肝硬化，失代偿的速度就会加快。2235 名丙型肝炎患者纤维化进展的一项开放性研究发现，男性、感染丙型肝炎时年龄＞ 40 岁、酒精≥ 50 g/d 是丙型肝炎快速进展为肝硬化的危险因素，最快进展为肝硬化的年限为 13 年。不饮酒、感染丙型肝炎时年龄＜ 40 岁的女性，进展为肝硬化大约 42 年。即使酒精≥ 20 g/d 也能促进丙肝的进展，肝炎患者饮酒似乎没有安全水平。

饮酒影响干扰素的治疗效果。主动饮酒和先前饮酒降低患者对干扰素抗病毒治疗反应，降低其对干扰素治疗的依从性。目前尚不清楚这是否是一个直接影响或风险因素。这种顾虑现在不那么重要了，因为直接抗病毒药物基本取代了干扰素为主的治疗方案。

（4）α1- 抗胰蛋白酶

α1- 抗胰蛋白酶（α1-AT）是一种蛋白水解酶和急性期蛋

白。有两种临床相关的基因突变，其正常表型为 M，异常表型为 S 和 Z。尽管这种表现是可变的，但纯合子或复合杂合子异常通常被认为与临床疾病有关。越来越多的证据表明 PiMZ 表型可作为酒精的辅助因子加快纤维化进展的速率，增加发展为肝硬化的总体风险。在酒精相关肝硬化等待肝移植的患者中，有 10% 存在 α1-AT 的 5 因子过度表达，其在非酒精相关脂肪肝的移植候选者中的检出率为 17%。加速疾病进展的作用机制，似乎是肝细胞中不匹配的 α1-AT 的积累。一项对肝组织的研究证实，ALD 患者 PiMZ 表型对肝纤维化有轻微但独立的加重作用。α1-AT 相关性肝病没有有效的治疗方法，但在肝移植后不会复发。由于 PiMZ 患者有慢性阻塞性气道疾病的风险，肝移植后应该更加积极主动地请呼吸内科医师在戒烟咨询方面给予协助。

酒精相关性肝病的诊断

ALD 是一种复杂的疾病，诊断通常基于多种特征，包括大量饮酒史、肝病临床证据和实验室检查的异常，必要时可能还需要肝组织活检病理确认。

13. 病史

完整的病史采集是评估肝病患者的关键，与病因无关。病史应确定患者是否接触过任何潜在的肝病风险，或是否患有其他与肝病相关的疾病。应始终调查饮酒量、饮酒时间和饮酒方式。我国 ALD 指南规定的饮酒量为 > 40 g/d 超过 5 年。饮酒习惯应采用酒精使用障碍鉴定试验（AUD IT）和 CAGE 问卷调查，酒精摄入量按以下公式计算：饮酒量（mL）× 酒精度数（%）× 酒精比重（0.8）= 摄入酒精量（g）。

与病毒相关的慢性肝病的危险因素（如多个性伴侣、文身和过去输血），都应巧妙地详细询问，以确定或排除共存的多个肝病病因。任何肝功能异常必须询问用药史，种类（处方药、非处方药、中药和膳食补充剂及毒麻药），时间和身体的反应，糖尿病，高血压，高脂血症和近期体重的变化，这些都与NAFLD的发生有关，还需要排除其他肝病原因（病毒、自身免疫、遗传、肝脏血管性疾病等），以及所有可能与肝胆疾病相关的全身性疾病，如各种原因的大出血、手术创伤、全身麻醉、右心衰竭、炎症性肠病、败血症和早发性肺气肿等。

大多数慢性肝病患者在代偿期无症状。ALD患者常见的体重减轻、乏力、食欲减退、性欲减退等是代偿性肝病患者的典型临床表现。大部分患者有程度不同的精神症状。失代偿期出现与其他病因相同的肝硬化表现。

14. 体格检查

代偿期ALD一般很少有明显的体征，但仍有一些可循的特异性表现，如腮腺肿大，前胸和后背粉刺，前臂甚至手背细小的蜘蛛痣，面部和颈部血管网增多，颈部（一圈）、胸大肌近腋窝处脂肪局限性增厚（马德龙综合征），肌肉萎缩，男性女乳等，其他病因的肝病很少出现上述症状。常常有脾脏轻度肿大。

当ALD进入失代偿期，黄疸比较常见，肝掌、蜘蛛痣、男性女乳、腮腺肿大更加明显。个别患者上肢出现自上而下的缙钱状蜘蛛痣。肝脏增大通常继发于脂肪浸润、纤维化和淤血；脐静脉开放形成的"水母头"仅见于酒精性肝硬化腹水患者；杵状指、睾丸萎缩和掌腱膜挛缩等也很常见。其他体征同所有病因的终末期肝病表现，如脾脏肿大、腹水、肝性脑病和静脉曲张。

15. 血液检查

肝功能是一个广义的术语，它是描述一组用于临床实践的试验，以确定肝脏疾病，了解黄疸的病因，纵向追踪疾病的进程，并检测药物继发的毒性。但这些测试中有很多指标并不能完全反映肝功能，而且会受到肝外许多因素的影响。常用的检查项目包括肝细胞损伤的天门冬氨酸氨基转移酶（AST）、丙氨酸氨基转移酶（ALT）；排泄和转运功能的胆红素；胆道损伤的碱性磷酸酶（ALP）；胆道梗阻和饮酒过量的 γ-谷氨酰转移酶（GGT）；肝脏合成功能的白蛋白。在检测 ALD 患者的肝功能时，临床病史比实验室发现更有用。

（1）ALT 和 AST

ALT 和 AST 在肝病的诊断中有着广泛的应用。尽管 ALT 广泛分布于人体多个部位，但其在其他器官的活性较低，对肝病具有特异性。AST 大量存在于肝脏和心脏，少量存在于胰腺、大脑、骨骼肌和红细胞中。血清 AST 主要来源于线粒体（mAST），在酒精性肝损伤中可见到高水平的 mAST。AST 与 ALT 的比值可为肝病病因提供有用线索。AST∶ALT 比值大于 2 提示 ALD，小于 1 则更典型的是 NAFLD 或病毒性肝炎。

（2）胆红素

胆红素升高的原因很多，未结合胆红素升高见于胆红素生成增加和胆红素转运失败；结合胆红素升高见于胆红素转运失败、肝细胞损伤和胆道梗阻。ALD 常见以直接胆红素升高为主的肝内胆汁淤积，特别是在重症酒精性肝炎患者中，可达正常上限的 20 倍以上。长期饮酒患者也可见以间接胆红素升高为主的胆红素升高，此时往往提示长期饮酒导致骨髓的原位溶血。ALD 的典型表现为不伴随失血的三系列细胞均减少。如果总胆红素进行性低于正常上限，也是病情危重的标志。

（3）ALP

ALP 大多数来自肝脏、骨骼和小肠。ALP 升高主要是由肝脏或骨骼疾病引起的。无论梗阻部位如何，胆道梗阻都会导致 ALP 生成增加。在肝脏疾病中，ALP 被用于鉴别急性肝炎和黄疸患者的胆道梗阻。ALP 低于正常下限，可能是遗传代谢性肝病的表现。

（4）GGT

血清 GGT 活性是一种广泛应用的酒精滥用指标，但 1/3 重度饮酒者的 GGT 不会上升。GGT 升高高度怀疑过量饮酒，但它不是一个饮酒过量的具体测试。除了饮酒过量和健康人群中的一种正常变体外，GGT 活性还可因其他原因（包括某些药物、高脂血症）而增加。持续大量饮酒可导致 GGT 升高，通常会增加 2～4 倍，但小于正常上限的 20 倍。而单次大量饮酒不会增加

GGT 活性。由饮酒过量引起的 GGT 升高，通常在 3 个月内随着饮酒的停止而恢复正常，除非有潜在的肝病。GGT 水平也可能因各种其他原因而升高，如肥胖 [BMI > 35（kg/m^2）]、药物、脂肪性肝炎、糖尿病、胆汁淤积或炎症性肝病等。国外学者认为，GGT 检测的 63% ～ 85% 特异性并不令人满意，使用 GGT 作为慢性酒精使用和当前肝病的唯一指标是不实际的。但中国 ALD 患者 GGT 升高对饮酒的判定非常有意义。一些模型结合了 GGT、ALP 和平均红细胞体积（MCV），来提高诊断饮酒过量个体的准确性。

（5）白蛋白

白蛋白是肝脏合成的主要蛋白质。营养、肝功能和激素的变化都影响其生成。主要功能是维持血浆胶体渗透压和携带血液中的物质，如红细胞生成素和药物。低白蛋白血症是晚期慢性肝病的一个特征。这与受损肝脏合成白蛋白的速率降低有关。酒精性肝硬化患者白蛋白降低与预后不良相关。

（6）平均红细胞体积

MCV 的测量在标准调查中很常见。4% 的普通人群和 40% ～ 60% 的酒精滥用患者 MCV 增加。MCV 与饮酒强度存在明显的剂量依赖关系。在长期饮酒的情况下，MCV 会增加，在 2 ～ 4 个月的戒酒期间，MCV 值会慢慢恢复正常。与 GGT 相比，MCV 在酒精滥用筛查中的敏感性较低，至少在男性中是如此。在解释 MCV 值时，应考虑其他原因，如维生素 B$_{12}$ 或叶酸缺乏、非 ALD、网织红细胞增多症和血液病。MCV 升高的机制尚不清楚，已经提出了直接的血液毒性损害、乙醇及其代谢物特别是乙醛与红细胞膜的相互作用。

（7）糖缺失性转铁蛋白

人体内最重要的铁转运分子是转铁蛋白。它的合成和糖化发生在肝细胞中。糖缺失性转铁蛋白（carbohydrate-deficient transferring，CDT）的亚型可以通过等电点电泳的测量来区分，等电点（pI）的值取决于结合铁离子的负荷和糖链中唾液酸残基的数量。在酒精依赖性患者的血清中发现了异常的亚型，其 pI 显著高于 5.65，这可能发生在结合唾液酸残基的水平。所有异常亚型均包括 CDT，并且在慢性酒精摄入者中所有亚型均增加。CDT 形成的潜在致病机制尚不完全清楚，但可能与抑制碳水化合物在细胞内的传递，以转移其来自乙醇或乙醛的毒性作用，以及乙醇影响有关肝细胞膜结合唾液酸转移酶和血浆唾液酸酶的活性有关。在早期一些研究中，血清中 CDT 浓度与饮酒量之间的关系尚不一致。然而，随着每天饮酒 60～80 g 超过 7 天，CDT 就会增加。在各种传统的酒精标志物中，CDT 被认为是目前最有用和最有意义的指标。由于成本太高，限制了其在临床的应用。

16. 乙醇代谢产物的测定

直接测定乙醇的代谢产物对是否饮酒具有高度敏感和特异性，涵盖短期少量摄入和长期大量饮酒的范围，为酒精相关疾病的预防、跨学科合作、诊断和治疗开辟了新的视角。乙醇的代谢产物包括血液、尿液和头发中的乙基葡萄糖醛酸（ethyl glucuronide，EtG）、磷脂酰乙醇（phosphatidyl ethanol，PEth）和脂肪酸乙酯（fatty acid ethyl esters，FAEE），正越来越多地被用作近期饮酒的标志。

（1）乙基葡萄糖醛酸

EtG 是乙醇的第二阶段代谢产物，分子量为 222 g/mol，由 UDP- 葡萄糖醛酸转移酶代谢。血清、尿液和头发都可以用来检测 EtG，尿中 EtG 是最常用的饮酒标志物，有助于评估近期乙醇摄入量。即使饮少量酒（1 g）也能在饮酒后 90 小时内的尿液中检测到 EtG，只有很少的因素会产生假阳性结果，EtG 被推荐为过去 3 ~ 6 个月的酒精摄入量的标志。尼古丁摄入量、BMI、肝硬化和身体含水量对 EtG 浓度没有显著影响。相反，EtG 尿浓度受年龄、性别、大麻消费量和肾功能的影响。肝脏疾病的严重程度对 EtG 的有效性也没有影响。

（2）磷脂酰乙醇

PEth 是通过磷脂酶 D 的作用在乙醇的存在下形成的磷脂。全血中的 PEth 的浓度与饮酒量成正比，而且不受肝病或其他疾病的影响，是检测乙醇摄入量的有用指标。

（3）脂肪酸乙酯

脂肪酸乙酯是乙醇的代谢副产物，已成为头发中有价值的饮酒标志物，检测饮酒量的时间头发比血液或尿液更长。

17. 影像学检查

超声检查应始终作为首选影像检查，因为它便宜，不会使患者暴露于辐射或静脉造影剂中。当超声检查发现局灶性病变或其他并发症，如门静脉血栓形成和肝细胞癌（hepatocellular carcinoma，HCC）时，排除有无胆道梗阻及梗阻的原因，需要行磁共振成像（MRI）和计算机断层扫描（CT）等进一步评估。瞬时弹性成像肝硬度测量是评估 ALD 患者肝纤维化的可靠工具，ALD 患者的肝硬度估计值明显高于病毒性肝硬化患者，酒精性脂肪性肝炎也会明显增加肝脏硬度，而与纤维化阶段无关，可能是由炎症、胆汁淤积和肝淤血所致。酗酒也能增加肝脏硬度，戒酒后硬度下降。一般影像学检查对判别肝脏疾病的特定病因没有作用。

超声引导下肝活检，肿瘤射频消融，腹水、胸水穿刺技术已经成为临床常规项目。CT 引导下血管造影既是诊断也是治疗手段，包括肿瘤栓塞和止血、门脉溶栓、经颈静脉肝内门体分流术（transjugular intrahepatic portosystemic shunt，TIPS）等。磁共振质谱检查可以很好地区分脂肪沉积量和性质，但造价太高，难以普及。

18. 组织学检查

（1）肝活检的目的

是否进行肝活检由临床医生根据指征决定，除了确认酒精的作用外，根据病理表现可以排除和评估多达 20% 的患者其他肝损伤的主要原因。伴有黄疸的急性恶化者，活检可用于确认急性酒精性肝炎（acute alcoholic hepatitis，AAH）或排除其他可能的另一个肝损害原因。大多数酗酒者有肝脂肪变性，其中一部分会发展成脂肪性肝炎，肝细胞损伤伴随进行性纤维化，并可能发展成肝硬化。

ALD 没有特异性的无创性纤维化标志物，因而活检是诊断肝硬化的决定性试验，肝硬化是 HCC 监测的触发因素，但肝癌是目前唯一不需要在治疗前进行组织诊断的癌症。放射诊断的患者中 30% 是良性的，不是肝癌，活检可以弥补和鉴别影像学表现的不足。免疫组织化学的改进提高了针状活检对肝癌诊断的敏感性和特异性。

在急性失代偿期和黄疸的患者中，肝活检能够将重症急性酒精性肝炎与其他类似表现的潜在原因，如酒精性肝硬化失代偿期和败血症区分开来。基于全身炎症反应的临床依据用于预测组织学证实的 AAH 是不可靠的，只有 50% 的符合率，41% 的患者组织学没有 AAH 的特征。在这种情况下，肝活检是做出或确认诊断的最准确方法。但 AAH 患者的特征是高度黄疸和严重的凝血异常，通常需要经颈静脉入路，得到的组织容易出现碎片是其缺点，对于非专业病理学家来说是个很大的考验。

组织学还可发现酒精与丙型肝炎病毒（hepatitis C virus，HCV）、铁积累或 α-1 抗胰蛋白酶缺乏症的纯合子或杂合子状态相结合，导致损伤过程加速的病理变化。国外学者认为，目前还没有可靠的组织学特征来区分酒精引起的脂肪变性和 NAFLD，或酒精引起的脂肪性肝炎和 NASH，也难以区别移植后复发性 ALD 与新生 NAFLD/NASH。笔者认为，还是有一些区分的组织学特征。

（2）ALD 的组织学特征

酒精引起的肝脏组织学变化，从肝细胞内大脂滴的积聚（脂肪变性）到细胞损伤、炎症和纤维化形成（组织学模式称为脂肪性肝炎），以及纤维化发展到肝硬化的各个阶段，表现为肝脏的内部结构消失，在纤维组织的海洋中有存活的肝细胞结节，纤维化造成许多静脉的闭塞、血管关系丧失。

大多数酗酒者发生脂肪变性，但单纯脂肪变性没有肝细胞损伤，因而没有纤维化或血管结构的改变。含有脂肪滴的肝细胞＜ 5% 通常被认为在正常范围内。根据含有大量脂肪滴的肝细胞数量，脂肪变性分为轻度（高达 1/3）、中度（1/3 ～ 2/3）和重度（2/3 以上）。正是存在于供体中的后一种脂肪变性，会导致移植肝原发性无功能。

早期受损的肝细胞引起的炎症反应以小叶内炎症为主，通常比较轻微。随着疾病进展，肝细胞骨架受损，导致细胞膨胀和细胞角蛋白在细胞质内聚集，称为马洛里透明体、马洛里小体或马洛里 - 登克小体（MDB）。NAFLD 患者的肝细胞中很少见到 MDB。MDB 很难在常规染色切片上看到，但可以通过免疫组织化学来显示。细胞角蛋白的特殊免疫染色中，气球状肝细胞也会失去正常的膜染色。在严重的脂肪性肝炎组织中，大量气球状肝细胞变成含有 MDB 的透明细胞，并被浸润的中性粒细胞包围（NAFLD 被浸润的是淋巴细胞或浆细胞），脂肪滴经常丢失，但可见胆管内有胆红素堵塞（NAFLD 几乎没有）。

肝细胞损伤早期发生在中心静脉周围（3 区），在 3 区的肝细胞周围形成一个细胞周围型和窦周纤维化。如果持续损伤可能导致进行性纤维化，由窦周逐渐向门静脉周围发展，之后在中央静脉之间、中央静脉和门静脉之间，以及门静脉之间形成纤维桥。在这个阶段，称为中度纤维化。纤维化的进展导致肝小叶被纤维桥或间隔包围，形成假小叶，此阶段即为重症纤维化，或称为肝硬化。

饮酒者戒酒后，脂肪变消失，MDB 可能持续数月甚至 1 年。剩下的唯一线索可能是纤维化的模式，但当它只是纤维间隔的一部分时，戒酒后也可能会逐渐消失。

（3）ALD 与 NASH 等肝病重叠的鉴别

酒精性脂肪性肝炎和 NASH 的组织学特征几乎是相似的，但显著的纤维化伴肝静脉闭塞（称为硬化性透明质坏死或中央透明质硬化），更多见于酒精相关性脂肪性肝炎，而肝细胞核的糖原生成在 NASH 中更为突出。肝细胞内的 MDB 也可能发生在慢性胆道疾病的门脉周围 / 间隔周围，而脂肪性肝炎是在 3 区 / 静脉周围。在肝硬化中，当血管相关性结构丧失时，需要区分慢性胆道疾病的其他特征，如大量铜相关蛋白、间隔周围晕区和胆管缺失。脂肪变性也是丙型肝炎病毒感染的特征，特别是基因 3 型。MDB 在 HCV 中并不常见，如果出现表明脂肪性肝炎的存在，酒精和非酒精因素可能都是导致 HCV 病理过程的病因。

（4）移植后肝组织学：复饮和新发的 NAFLD 或 NASH

再饮酒发生在 ALD 移植后的部分患者中，甚至恢复到之前的有害饮酒模式。由复饮导致移植物功能丧失似乎很少见（3% ～ 6%）。但是，在多达 1/3 的肝移植受者中新发 NAFLD，其危险因素包括肥胖、移植后新发糖尿病、高脂血症和高血压。3% ～ 4% 进展为 NASH。与移植前一样，在组织学上很难区分复发性 ALD 还是新发的 NAFLD 或 NASH。

酒精相关性肝病的分类诊断

慢性过量饮酒与一系列不同的肝脏损害模式相关，包括单纯性脂肪肝、酒精性肝炎、酒精性肝纤维化和酒精性肝硬化。尽管这些模式都是组织学上的定义，不一定在所有阶段都逐步进展，但它们通常与不同的临床综合征有关。人为区分为 ALD 的不同阶段，既可以判断疾病的严重程度，又方便临床治疗和判断预后。

19. 酒精性脂肪肝

脂肪肝是 ALD 最常见的表现，在大多数酗酒者的肝脏病理上都能看到。饮酒量经常 > 60 g/d 的人 90% 都会发生脂肪肝，低于这个饮酒量的人一般也会出现脂肪肝。它反映了肝细胞内脂质（主要是甘油三酯）的病理性积聚。脂肪的生成可能是多因素的，酒精被证明可以增加脂肪酸合成，增加脂肪组织中脂肪酸的动员，减少脂肪酸氧化，并损害极低密度脂蛋白输出。

（1）肝脏病理

从宏观上看，肝脏通常大而苍白，有油腻的外观。显微镜下，脂肪变的细胞倾向于在小叶中心肝细胞中优先积聚，但在严重脂肪变性中可广泛分布。在常规组织切片制备过程中，脂质通常被溶解，但留下的空泡清晰可见。如果诊断不确定，特殊的脂质染色，如苏丹染料，可以更确切地证明脂肪的存在。通常是大泡性的，肝细胞中有一个大的脂肪滴挤压细胞核，也能产生微泡性脂肪变性，肝细胞内有多个较小的脂滴。

（2）临床表现

绝大多数的脂肪肝是无症状的，往往由于肝脏生化或影像学异常而被发现。然而，它可能与一些非特异性的上腹部症状，如右上腹部不适和恶心有关，经常会出现腹泻，但不影响体重。肝大较常见，往往有脾大。

（3）辅助检查

肝脏生物化学的改变中，最常见的异常是 GGT 升高，血清 AST 和 ALT 可能有轻微升高，AST 通常高于 ALT。这被认为是由于缺乏吡哆醛 -6- 磷酸（ALT 酶活性所必需的辅助因子）所致。在慢性饮酒过量的患者中，肝脏脂肪通常会在超声上因回声增强而出现"明亮肝"，CT 可见肝脏的密度值低于脾脏（或肾脏），MRI 可以更可靠地定量肝脂肪，以帮助非创伤性评价脂肪变性。这些影像学检查还可以诊断或排除肝脏占位性疾病。瞬时弹性成像检查可以定量判断脂肪肝的程度。

（4）鉴别诊断

除酒精外，很多原因都可以引起肝脏脂肪变性，特别是 NAFLD 通常与代谢综合征（肥胖、2 型糖尿病、高血压、高脂血症）的特征相关。甲氨蝶呤、糖皮质激素、胺碘酮和他莫昔芬等也可以引起脂肪肝。基因 3 型丙型肝炎常合并脂肪肝。因此，需要对脂肪肝患者进行仔细地评估，才能将其归因于饮酒，有时可能 2 个或 2 个以上因素合并存在，但要区分哪个病因为主，以便决定治疗的首要方向。

（5）自然史

脂肪变性可以迅速发展，甚至在短短 8 天内过量饮酒就可发生。戒酒有可能完全逆转，停止饮酒后 4 ～ 6 周内，肝脏活检和影像学检查均有可能显示脂肪变化完全消失。除戒酒外，没有任何特殊的干预措施对脂肪肝有益。只有少数酒精性脂肪变性患者会发展成其他类型的损伤，持续饮酒与发展为肝硬化的风险相关。10% ～ 20% 的脂肪肝患者（没有酒精性肝炎的证据）继续饮酒，会发展成晚期纤维化或肝硬化，尤其是那些混合性和微泡状脂肪变性及肝细胞周围纤维化的患者。预测肝硬化进展的其他因素包括每日饮酒（而不是周期性饮酒）、女性及共存的肝病，如病毒性肝炎和 NAFLD 等。

20. 酒精性肝炎

大量饮酒会导致肝细胞损伤和炎症，称酒精性肝炎。尽管缺乏强有力的患病率数据，但据估计，10%～35% 的酗酒者会患上酒精性肝炎。

（1）肝脏病理

肝细胞通透性增加、发生肿胀和坏死，称为气球样变性。这些细胞的细胞质通常呈淡颗粒状，或者可以分裂成蛛网状。肝细胞骨架的损伤导致中间纤维团缠结，可见嗜酸性胞质凝固成 MDB。MDB 是酒精性肝炎的特征，偶可见于肝内胆汁淤积和 NAFLD。在气球状肝细胞和含有 MDB 的肝细胞周围，可见一种急性炎性细胞浸润，主要由中性粒细胞组成。酒精性肝炎也与肝细胞周围纤维化有关，当酒精性肝炎发生在单个肝细胞和小簇时，肝细胞周围纤维化会产生晶格状的"鸡丝"外观。重症酒精性肝炎（病理称为急性酒精性脂肪性肝炎）还可以看到小胆管消失、胆汁淤积、巨大线粒体。

（2）临床表现

一些组织学诊断为酒精性肝炎患者可能无症状，严重的酒精性肝炎可表现为急性起病，迅速加重的黄疸，伴有乏力、上腹部疼痛、肝大、发热和白细胞增多。没有发生慢加急肝衰竭时一般食欲改变不大，一旦出现厌食要警惕可能已经进展到慢性肝功能衰竭，并且容易出现感染和肝性脑病并发症。发生在肝硬化基础上的重症酒精性肝炎，具有显著的短期死亡率，高达 40% 的患者将在 6 个月内死亡。

（3）辅助检查

与其他形式的肝细胞损伤相比，酒精性肝炎患者的血清 ALT 和 AST 仅轻度升高。即使是重度酒精性肝炎，血清 AST 通常也低于 300IU/L，ALT 甚至更低。较高的数值可促使考虑其他诊断，如急性病毒性肝炎、对乙酰氨基酚中毒或缺血性肝炎。酒精性肝炎患者的 AST/ALT 比值通常大于 2，而在其他情况下，患者的 AST/ALT 通常小于 1。重症酒精性肝炎患者短期内胆红素水平显著升高，可高于 500 μmol/L，但不影响食欲。碱性磷酸酶只是中度升高。血浆白蛋白通常较低，反映出合成功能差，有时营养不良。凝血障碍是常见的，代表合成功能减退，表现为凝血酶原时间延长，但没有出血表现。胆红素升高和凝血异常的程度有助于预测预后，是多个酒精性肝炎预后评分系统 [如 Maddrey 判别函数（Maddrey discriminant function，MDF）、终末期肝病模型（MELD）评分、里尔模型（Lille）评分和格拉斯哥评分（Glasgow AH score，GAHS）] 的基础。超声和其他影像学检查无法区分脂肪改变和炎症，所描述的严重酒精性肝炎的临床症状通常足以诊断。

（4）鉴别诊断

与代谢综合征相关的 NASH 和药物性肝损伤可产生相似的组织学改变，酒精性肝炎伴急性炎症反应的临床表现也具有诊断挑战性。虽然发烧和心动过速都可能是酒精性肝炎的表现，但这些也会伴随着败血症和戒酒而发生，这些情况应该积极寻找原因和治疗。然而，在非典型病例中，肝活检可能是必要的，以确认诊断，并排除其他原因的肝损伤。

（5）自然史

重症酒精性肝炎与急性肝功能衰竭、败血症或肾功能衰竭引起的高短期死亡风险相关。如果患者存活下来，酒精性肝炎通常在 6 周到 3 个月内通过戒酒得到解决。气球状肝细胞和马洛里小体消失，坏死区域转化为瘢痕。然而，酒精性肝炎通常被认为是纤维化发展的主要风险因素，随着持续饮酒，酒精性肝炎可以在数月至数年内发展为肝硬化，并且其肝硬化的发病率比单纯脂肪肝高得多。约 70% 的酒精性肝炎患者随后会发展为肝硬化，酒精性肝炎可与肝硬化共存。在大约 50% 的酒精性肝炎病例中，已经有潜在的肝硬化。

21. 酒精性肝硬化

（1）肝脏病理

过量饮酒与进行性肝纤维化有关，其特征是富含胶原的细胞外基质异常积聚。通常开始分布于中心静脉周围，伴有静脉周围硬化，延伸到窦内，以"鸡丝"模式包围单个肝细胞。纤维化最终在邻近的中央静脉之间、中央和门静脉区域之间形成桥梁，导致结节的形成。当肝脏结构被纤维瘢痕带分隔的多个结节破坏时，就形成肝硬化。纤维化被认为是肝损伤的伤口愈合反应，与炎症密切相关。酒精性肝炎的发作可能触发或加速肝硬化的发展。纤维化也可以在没有任何炎症的情况下发生，少数也可能是脂肪变性的直接后果。相当一部分酒精性肝硬化患者没有任何酒精性肝炎的临床发作，病理表现为直径＜ 3mm 的小结节性肝硬化，戒酒后常转变为大结节性肝硬化，原因不清。虽然脂肪变性在酗酒的人中很常见，但随着肝硬化的发展，甚至在持续饮酒的情况下，肝脏中的脂肪往往会减少。从宏观上看，多数患者肝脏并不缩小，但比例失调，少数患者肝脏萎缩，表面不规则。虽然技术上是一种组织学诊断，但肝硬化通常是临床症状、生化结果和影像学的综合诊断。

（2）临床表现

酒精相关性肝硬化的表现与其他原因的肝硬化相似。代偿性肝硬化患者可能无症状。蜘蛛痣、手掌红斑、男性乳房发育、睾丸萎缩、闭经、体毛脱落和掌挛缩，更常见于酒精性肝硬化，还可能有明显的肝大或脾大，偶有颈部一周明显的脂肪堆积（马德龙综合征）。黄疸的快速进展常由酒精性肝炎引起。胆红素的逐渐升高被认为是晚期酒精性肝硬化肝衰竭的结果，可以在没有任何明显来源的情况下发生自发性腹膜炎，并具有显著的死亡率。

（3）辅助检查

血小板减少提示肝硬化往往是脾功能亢进的结果，如果同时有白细胞减少，伴随平均红细胞体积增大，更多地提示酒精性肝硬化。胆红素升高，白蛋白降低，凝血酶原时间延长，IgA 增高等，也是常见表现。肝硬化在影像学上可能是明显的，肝脏轮廓不规则，实质不均匀，右叶萎缩和左叶肥大。尾状叶增大也是一个显著的特征，因肿大的尾状叶压迫下腔静脉，出现假性布加综合征的表现。脾大或腹腔内静脉曲张的迹象，提示肝硬化导致门静脉高压。瞬时弹性成像是一种基于超声的评估肝脏硬度的技术，通常以纤维扫描的形式用于量化纤维化和诊断肝硬化，尤其是无锡海斯凯尔医学技术有限公司旗下的 FibroTouch 技术同时能够进行肝脏脂肪和纤维化定量，具有方便、实用的特点。但是酗酒、胆汁淤积和炎症等可使硬度值升高，戒酒、治疗等动态观察意义更大。

（4）鉴别诊断

NAFLD 在组织学上与 ALD 不易区分。酒精性肝硬化患者的血清铁蛋白水平也经常升高，肝活检显示有继发性铁超载，ALD 和遗传性血色素沉着症（hereditary hemochromatosis，HH）都可能与心肌病、胰岛素抵抗的胰腺损伤和睾丸萎缩有关，要与 HH 相鉴别，检测 HH 基因（*HFE*）的突变有助于鉴别。

（5）自然史

酒精性肝硬化的自然病史在很大程度上取决于患者是否继续饮酒。尽管戒酒不会导致肝内结构改变的完全逆转，但它可以不同程度地改善组织学，并降低失代偿的风险。戒酒后的代偿性肝硬化患者 5 年生存率超过 90%。如果复饮，这一比例迅速下降。失代偿期的发作提示预后更差，在这种情况下持续饮酒的 5 年生存率低于 30%。随着腹水的发展，中位生存期小于 2 年。肝性脑病的预后更差，大多数患者在 1 年内死亡。几个预后评分可用于预测生存率：Child-Turcotte-Pugh（CTP）评分结合了生化指标（胆红素、白蛋白和凝血酶原时间）和临床并发症（腹水和脑病）的发生。MELD 评分基于胆红素、凝血酶原时间国际标准化比值（INR）和肌酐。预后还取决于营养状况和慢性病毒性肝炎等共病情况。

酒精相关性肝病的并发症

22. 肝细胞癌

饮酒被认为是许多癌症的病因之一，包括口咽癌、喉癌、食道癌、乳腺癌和结肠癌。酒精性肝硬化患者也有患原发性肝癌或肝细胞癌（HCC）的风险。HCC 在酒精性肝硬化中的发病率为每年 1% ～ 2%，低于慢性病毒性肝炎或血色病所致肝硬化的 HCC 发病率。即使戒酒多年后肝癌仍可以出现，并导致肝功能突然失代偿。虽然非常罕见，肝癌也可以发生在非肝硬化的长期过量饮酒者中。男性患肝癌的风险高于女性，且发病率随年龄增长而增加。

（1）临床表现

早期临床上常常是无症状的。晚期可以出现右季肋痛、食欲减退和体重减轻，甚至破裂出现失血性休克的表现，或者出现潜在肝硬化失代偿期的表现，如腹水恶化或静脉曲张破裂出血。检查时可触及肝脏肿大，听诊时偶可听到动脉杂音。

（2）辅助检查

超声是最常用的方法，目前建议酒精性肝硬化患者每 6 个月进行一次超声筛查，但超声无法将肝癌与其他实质性肝脏病变区分开来。进一步确定病变的范围，需要使用 CT 和 MRI 进行横断面成像。HCC 典型表现为门静脉期的早期强化和快速排出。CT 和 MRI 在诊断直径＞2cm 的病变时相当准确，但很难确定＜2cm 的病变。甲胎蛋白（AFP）是一种在胎儿发育过程中表达的 α1-球蛋白，通常在成人血清中含量很低，由于它在 HCC 中可以升高，被用作肝硬化患者 HCC 的筛查试验（与超声扫描一起）。并非所有 HCC 都产生 AFP。由于对其特异性和敏感性的担忧，AFP 作为一种筛查试验的应用具争议性，但动态观察 AFP 的逐渐升高，强烈提示潜在的肝癌。

（3）自然史

肝癌很难早期发现，所以预后通常很差。酒精性肝硬化患者比较年轻，发生肝癌的后果高于任何原因所致的肝癌，早期治疗明显改善预后。因此，强烈建议酒精性肝硬化患者每 6 个月进行超声和 AFP 筛查。早期可以通过肝移植、切除或射频消融介入治疗，中晚期可采用经动脉化疗栓塞术（transcatheter arterial chemoembolization，TACE）或索拉非尼作为姑息治疗。严重并发症的晚期肝癌患者可能不适合进行任何积极治疗，以缓解症状、提高生活质量为主。

23. 酒精性炎症反应综合征

乙醇对炎症反应具有双重作用，低剂量时具有明显的抗炎作用，而高剂量时又恢复为促炎作用。全身炎症的存在增加了心血管疾病的风险，也损害了其他全身炎症疾病的进程，如败血症、慢性丙型肝炎或艾滋病毒感染。

酒精致炎症的机制是多种多样的，包括血清白介素、细胞因子、肿瘤坏死因子 - α（TNF-α）、C- 反应蛋白、NADPH、脂质过氧化和氧化应激的激活，谷胱甘肽和超氧化物歧化酶的耗竭，内皮一氧化氮（NO）合酶的增加，血管细胞黏附分子（VCAM）或细胞间黏附分子 -1（ICAM-1）激活引起内皮功能障碍，以及单核细胞与内皮细胞黏附紊乱。除了戒酒，没有一种单一的医学干预被描述为有助于纠正酒精相关的全身炎症。具体的抗感染治疗尚未显示出任何有益的效果。抗氧化治疗，伴随感染和炎症过程的治疗，以及饮食控制，如地中海饮食已被证明可改善氧化状态，并减少长期炎性器官损害。

酒精独特的炎症反应也确实使肝病患者易受感染。2011 年 WHO 的报告提供了新的证据，指出酒精与传染病之间存在因果关系。饮酒会削弱免疫系统，从而促进肺炎和肺结核病原体的感染。这种影响在大量饮酒时更为明显，而且可能存在一种阈值效应。肺炎是这一临床环境中的主要感染，尤其容易发生在吸烟的酗酒者中。软组织感染和败血症在这些人群中也很普遍。

总之，与不饮酒者相比，酗酒者容易感染革兰阴性杆菌、厌氧菌、分枝杆菌、真菌和李斯特菌。饮酒、艾滋病毒感染和性传播疾病之间存在着强烈的关联。临床高度怀疑感染，特别是如果发烧，在培养结果和敏感性实验结果出来之前，应该使用一个低门槛的广谱抗生素治疗。

24. 假性布加综合征

布加综合征（ Budd-Chiari syndrome，BCS ）由肝静脉流出道阻塞所引起，阻塞可发生于从小肝静脉至肝后段下腔静脉入右心房口处的任何部位，引起肝脏或下腔静脉回流障碍，导致淤血性肝硬化和（或）水肿或腹水。病因及发病机制非常复杂，西方国家的病因研究中，凝血机制异常导致的血液高凝状态被认为是主要的致病因素，其中骨髓增殖异常性肿瘤是最主要原因。环境因素可能是我国主要的致病因素。部分重症酒精性肝炎或酒精性肝硬化合并酒精性肝炎患者也可见 BCS 的表现，甚至出现双下肢至腹壁高度凹陷性浮肿、穿刺部位渗水的表现，极低的白蛋白血症可加重浮肿，但在病程中有时下肢浮肿"神奇"的迅速消失，类似于 BCS 介入治疗后的表现。

一般认为，肝左叶接收肠系膜上静脉引流的血液，肝右叶接收肠系膜下静脉和脾静脉引流的血液，肝脏的第三叶尾状叶同时接收肠系膜上下静脉的血液。尽管酗酒者的饮食习惯不同，酒精在肠道的吸收部位有一定的差异，但酒精兼具脂溶性和水溶性，到达肝脏尾状叶的酒精就会增多，脂肪变就较严重，从而出现尾状叶异常增大，有时还会伴有左叶中的方叶增大，导致肝静脉或下腔静脉受压狭窄，引起假性 BCS。也有报告 ALD 引起的静脉闭塞、静脉周围纤维化和淋巴细胞性静脉炎等可导致肝静脉的结构改变。

国外 6 例假性 BCS 报道中，5 例是酒精性肝硬化合并肝脏重度脂肪变性，1 例是由于大量酗酒引起急性脂肪肝所致。我们报道的 3 例均为酒精性肝硬化。

假性 BCS 的临床表现缺乏特异性，除 ALD 的表现外，主要是双下肢由远及近的浮肿，部分患者合并有肾病综合征的表现。实验室检查结果表现出与 ALD 相似的特点，如平均红细胞体积增高，AST ＞ ALT，GGT 升高明显，血清 IgA 升高，无血液高凝状态。肝脏增强 CT 检查提示肝脏体积增大，脂肪变性，密度不均匀，尾状叶及左叶增大明显，肝静脉变细。磁共振成像检查除 CT 所见外，肝脏实质呈片状强化，肝静脉或门静脉内未见血栓形成。血管造影检查提示肝静脉、下腔静脉通畅，未见血栓形成或膜性狭窄。由于尾状叶增大压迫下腔静脉，介入操作插管比较困难。

假性 BCS 无特异的治疗方法，部分患者戒酒后血液生物化学指标和临床症状改善。抗凝治疗无效，不恰当的抗凝治疗会引起严重的内脏出血危及生命，肝移植治疗有效。

25. 马德龙综合征

马德龙综合征（madelung syndrome，MD）又称为良性或多发性对称性脂肪瘤病或 Launois-Bensaude syndrome，是一种少见的脂肪代谢异常性疾病。国外最早报道于地中海沿岸的 30 ～ 60 岁的中年男性，其中 60% ～ 90% MD 患者与饮酒有关。我们统计国内 282 例 MD 患者，男女比例为 14.6∶1，大量饮酒史者占 66.3%。

MD 早期没有症状，逐渐出现吞咽困难（脂肪组织与食管黏连）、转颈困难，颈部或咽喉部或纵隔内器官的疼痛，呼吸睡眠暂停综合征等。敏感性、机动性和自发性神经病变（类似于糖尿病末梢神经炎的症状），主要是慢性乙醇摄入导致的神经脱髓鞘化和轴突萎缩。病史较长者还会对喉部器官产生压迫导致呼吸困难。典型的体征为蜘蛛痣分布相似区域出现对称性脂肪沉积，或胸部夸张的女性外观，也有描述为"马颈""驼峰背""大力水手"等特征。

MD 的发病机制尚不清楚，很可能是一类源自于棕色脂肪组织的肿瘤性组织。棕色脂肪组织存在线粒体基因 *MERRF* 位点及线粒体 *DNA m8344*（*A* > *G*）的点状突变，以及酶的缺陷或膜受体改变和棕色脂肪细胞的去交感神经化等，而致脂肪瘤的发生。使用人类免疫缺陷病毒蛋白酶抑制剂也可出现类似 MD 的皮下脂肪瘤。

MD 主要依靠临床病史和直接视诊来确诊。超声不能提供足够的术前诊断信息，CT 和 MRI 对脂肪过多分布的评估有帮助，显微镜下 MD 脂肪细胞比普通白色脂肪细胞小，往往无包膜且异型性明显，但罕有发生恶变。

MD 属于一种隐匿、缓慢进展的良性肿瘤性疾病，早期发现和及时戒酒是否能阻止疾病进展尚未见报道。目前发现的均为中晚期或有症状患者，脂肪组织体积的增大主要由脂肪细胞增生造成，不会随着降低能量摄入、减肥等方式消退，因此，治疗依赖手术切除。

总之，MD 在我国并不少见，尽管发生机制不清，但绝大多数发病与酗酒有关。目前尚缺乏对该病的早期认识，往往是患者出现压迫症状或因为美容的需要而就诊，失去了对因治疗的时机。

重症酒精性肝炎的识别与评估

ALD 的发病率和死亡率与长时间过量饮酒或酗酒有关。再加上一些如肥胖、女性及酒精代谢酶的遗传多态性等危险因素或易感因素，使 ALD 出现脂肪变性、酒精性肝炎（alcoholic hepatitis，AH）、进行性肝纤维化至肝硬化，以及叠加肝细胞癌等不同组织学类型。易感因素、持续时间和酒精消耗强度的不同，ALD 患者可能出现不同组织学阶段共存，特别是重症酒精性肝炎可以与所有组织学阶段并存，是 ALD 中最难识别的一个类型。

26. 重症酒精性肝炎的早期识别

ALD 大多数是无症状的。当组织学出现脂肪变、气球样变、MDB 及炎症浸润（典型为中性粒细胞）时才定义为 AH。AH 是一个组织学概念，可以出现在亚临床患者中（定义为亚临床 AH），且很长一段时间里没有症状（完全代偿、肝功能良好），也可以出现在具有显著临床症状的患者（定义为 AH）中，表现为乏力、发热、腹痛、厌食和体重减轻、浮肿腹水等，甚至有出血倾向。化验可见血清胆红素水平突然升高、凝血异常等。肝活检的研究显示，大部分 AH 患者存在不同程度的肝纤维化，部分患者可能已经发展为肝硬化（8% ～ 20%），表明其并发症的高风险性。

诊断 AH 临床检验包括迅速出现的黄疸（血清胆红素大于正常上限 3 倍），50 IU/mL ＜ AST ＜ 400 IU/mL，AST/ALT ＞ 1.5。在临床上，AST ＞ 400 IU/mL 者往往不会考虑 AH，而且 AST 和（或）GGT 的升高，从重度酗酒到脂肪肝，再到组织学上的酒精性脂肪性肝炎的演变很少是线性的，可能因戒酒或减少酒精摄入而恢复，也可能因肥胖、病毒性肝炎和 HIV 感染而迅速进展，关键是要得到酗酒史或戒酒史。另外，超过 50% 的症状性 AH 患者表现为晚期肝病，几乎所有的重症酒精性肝炎（severe alcoholic hepatitis，SAH）患者已经患有肝硬化，特别是黄疸持续升高、ALT 不升反而下降（酶胆分离）。凝血延长，更容易被误诊为慢加急性肝衰竭（acute-on-chronic liver failure，ACLF）。血清脂多糖、细菌 DNA、高敏 C- 反应蛋白和降钙素原等感染相关生物标志物，能够预测 SAH 患者的早期死亡率，但不能完全区分全身炎症反应综合征（systemic inflammatory response syndrome，SIRS）或感染的存在。

ALD 患者有时叠加其他原因的肝损伤，包括严重败血症、胆道阻塞、弥漫性肝细胞癌、药物性肝损伤和缺血性（或淤血性）肝炎等。因此，并非所有大量饮酒者的黄疸发作都归因于 AH。应该详细询问病史，进行系统的体格检查。必要时可行 ERCP、心脏超声等检查，也可以行经颈静脉肝活检以确定 AH 的存在。

27. 美国 AH 诊断标准

美国国家酗酒与酒精中毒研究所资助的 AH 协会成员，于 2017 年发表了《酒精性脂肪性肝炎临床诊断共识声明》。首先确定了 AH 的必备临床诊断标准：①黄疸发作在 8 周以内；②在黄疸发作前，饮酒量持续超过 40 g/d（女性）或 60 g/d（男性），持续 6 个月或更长时间，戒酒时间少于 60 天；③血清胆红素＞正常上限 3 倍、AST ＞ 50 IU/mL 和 AST/ALT ＞ 1.5。

将假定的 AH 患者分成 3 组：

（1）确诊的 AH

①符合 AH 的必备临床诊断标准。②肝活检证实。未来影像技术和生物标志物可能取代肝活检，以明确诊断 AH。

（2）可能的 AH

①符合 AH 的必备临床诊断标准。②无 AH 的混杂因素，包括免疫学指标阴性（血清稀释后 ANA ＜ 1∶160 或 SMA ＜ 1∶80），无代谢性疾病，30 天内没有发生脓毒症和休克，没有使用可卡因或其他潜在的引起药物性肝损伤（drug-induced liver injury,

DILI）的药物。③ HBV、HCV 或 NASH 阳性的患者通常不会以 AH 的发病规律出现。

（3）潜在的 AH

①部分符合 AH 的必备临床诊断标准；②有潜在的混杂因素，包括可能的缺血性肝炎（如严重的上消化道出血、低血压或 1 周内使用过可卡因）；③可能的 DILI；④不确定的酒精使用评估（如患者否认过量饮酒）；⑤不典型的实验室测试结果（如 AST < 50 IU/mL 或 > 400IU/mL，AST/ALT 比值 < 1.5），ANA > 1∶160 或 SMA > 1∶80。确认 AH 需要行肝活检。

这些定义为临床决策提供了诊断指导，特别是对于具有挑战性的病例。因此，肝活检的作用主要是解决临床诊断的不确定性。但是，我国 HBV、HCV 或 NASH 阳性的患者中合并酗酒者很普遍，临床鉴别有很大的难度，可能仍然需要行肝活检以确诊。

28. AH 的临床诊断建议

①饮酒至少超过 6 个月（通常超过 5 年），女性饮酒 > 40 g/d，男性饮酒 > 60 g/d，黄疸发作前戒酒少于 60 天。

②已经诊断肝硬化，近期出现明显的肝区疼痛，发热、黄疸等先后出现或同时出现，但没有极度乏力和明显的消化道症状，也没有明显的出血倾向。

③血清胆红素 > 正常上限 3 倍、50 IU/L < AST < 400IU/L

和 AST/ALT > 1.5，GGT 明显升高；外周血细胞中 WBC 升高，通常 < 15×10^9/L（笔者接诊病例很多 > 15×10^9/L），中性粒细胞升高。

④超声弹性成像、磁共振弹性成像和瞬时弹性成像提示肝脏硬度明显增加（如果有近 60 天内的对比，阳性率更高）。

⑤排除嗜肝病毒现症感染、药物和中毒性肝损伤、自身免疫性肝病、代谢性疾病、血液系统疾病和消化道出血等。

⑥有条件时可增加以下两项检查，更具有确诊的意义：血浆循环细胞角蛋白 -18 片段（M65 和 M30）升高；肝活检提示脂肪变和纤维化外，MDB、巨大线粒体、胆汁淤积和以中性粒细胞为主的炎性细胞浸润更倾向于 AH。

29. AH 严重程度的评估

AH 患者在初次就诊后的临床进程中表现出明显的异质性。一些患者在停止饮酒后迅速恢复；另一些则恶化，出现肝衰竭并发症。准确地预测是权衡利弊、计算何时更倾向于处方具有潜在严重不良反应药物的关键。大多数预后评分都是用来预估 28 天死亡率的风险，长期死亡率主要由复发的次数和频率来决定。

AH 的严重程度和预后判断，目前推荐 MDF 评分、MELD 评分、GAHS、年龄—胆红素—国际标准化比值（INR）—肌酐（ABIC）评分和里尔模型进行评估，并基于以上评估方法制订治疗方案。肝硬化程度的评分仍然推荐 Child-Turcotte Pugh（CTP）

评分，目前仍是一个很好的肝功能评价系统。这些模型都可以在 www.lillemodel.com 中获取。

（1）Maddrey 判别函数

MDF 是 AH 的第一个预后评分。它来自于预测因高死亡率而从皮质类固醇治疗中获益患者的尝试，分析确定血清胆红素、凝血酶原时间（PT）和脑病，是判断患者预后的主要因素。计算公式：MDF=4.6×（患者 PT－对照 PT）＋总胆红素（mmol/L）÷17.1。前瞻性研究表明，当 MDF ≥ 32 分时，28 天内未经治疗的 AH 死亡率为 35%～ 50%。如果 MDF 未达到这个临界值，28 天的自发存活率为 90%～ 100%。使用 32 分的临界值对早期死亡率有很高的敏感性（约为 85%），但特异性相对较低（50%～ 60%）。MDF 是用于确定 AH 严重程度的最广泛使用的评分系统，当 MDF ≥ 32 分或有脑病迹象时，MDF 构成了 SAH 传统定义的基础。

2. 终末期肝病模型

MELD 最初是作为一种预测患者是否需要接受经颈静脉肝内门体分流术，目前已经扩展到预测肝硬化的预后和肝移植的选择。除了胆红素和 PT 外，MELD 评分还包括肾功能（肌酐）。在死亡率预测方面与 MDF 表现相似。MELD 评分预测死亡率的最佳临界点尚不清楚，美国肝脏病研究协会（AASLD）提倡使用 MELD ≥ 18 分定义 SAH。计算公式：MELD=$3.8 \times \log_e$[胆红素（mg/dL）]+$11.2 \times \log_e$（INR）+$9.6 \times \log_e$[肌酐（mg/dL）]+$6.4 \times$ 病因（胆汁性或酒精性 0；其他 1）。

3. GAHS

GAHS（表1）是从英国格拉斯哥住院的有症状 AH 患者队列中得出的，并在伯明翰、伦敦和纽卡斯尔的患者队列中进行了验证。当胆红素超过 80 μmol/L 时才应用该评分。Logistic 回归分析确定年龄、胆红素、尿素氮、PT 和外周血白细胞计数与预后独立相关，并将这些参数纳入评分系统。在 28 天和 84 天时，GAHS ＞ 9 分与死亡率的逐步增加相对应。GAHS ≥ 9 分预测死亡率的准确性高于 MDF ≥ 32 分（28 天死亡率分别为 81% 和 49%），还有较高的特异性（分别为 89% 和 39%），但敏感性较低（分别为 54% 和 82%）。该评分在预测 28 天和 84 天死亡率方面也优于MELD，但是尚未在英国人群之外得到验证。

表 1　GAHS

参数	分值 / 分		
	1	2	3
年龄	＜ 50	≥ 50	—
白细胞计数（10^9/L）	＜ 15	≥ 15	—
尿素（mmol/L）	＜ 5	≥ 5	—
PT 比率（INR）	＜ 1.5	1.5 ～ 2.0	＞ 2.1
胆红素（μmol/L）	＜ 125	125 ～ 250	＞ 250

4. ABIC 评分

年龄、胆红素、国际标准化比值和肌酐组合的 ABIC 评分，是在对一组经活检证实的 AH 患者中进行预测 90 天生存率的因素分析后提出的。最终得分采用以下公式：ABIC=0.1×年龄+0.08×胆红素（mg/dL）+0.3×肌酐（mg/dL）+0.8×INR。选择截断点来确定低（6.71～8.99分，70%）和高（≥9分，25%）死亡风险的人群。与 MDF、GAHS 和 MELD 相比，在他们的验证队列中，ABIC 评分仍然可以预测 1 年的死亡率。

5. 里尔模型评分

能够评估对类固醇反应的是胆红素的早期变化（ECBL）。第 7 天血清胆红素浓度低于第 1 天定义为 ECBL。6 个月时 83% 的 ECBL 患者仍然存活，没有 ECBL 的患者只有 23%。其中年龄、MDF 和肌酐为独立预后因素，由此产生了里尔模型。该模型结合年龄、肌酐、白蛋白、凝血酶原时间、第 0 天胆红素和第 7 天胆红素。里尔评分 =3.19–0.101× 年龄 +0.147× 第 1 天人血白蛋白 +0.0165×[用药之前的总胆红素（μmol/L）– 第 7 天的总胆红素（μmol/ L）]–0.206× 肌酐 –0.0065× 用药之前的胆红素（μmol/L）–0.0096×PT（s）来求得。肾功能不全定义为肌酐＞ 115 μmol/L，计算时，如果肌酐＜ 115 μmol/L 算作 0；如果＞ 115 μmol/L 算作 1。

30. SAH 与 ASH

当患者短期内大量饮酒，可以出现病理上的急性脂肪坏死的组织学表现，此时称为酒精性脂肪性肝炎（ASH）。ASH 是组织学诊断，临床上称为 SAH。ASH 和 SAH 两者并不完全一致。

SAH 具有非常高的短期死亡率（3 个月为 20% ～ 50%），是临床肝病中最致命的疾病之一。部分 AH 患者初次就诊时即表现为 SAH。SAH 可以发生在 ALD 的各个阶段，超过 80% 的 SAH 患者可能存在肝硬化，肝脏基础功能比较差，一旦合并感染或在短期内大量饮酒等，就可能导致急性肝功能失代偿，出现一个或多个并发症，甚至合并其他器官的功能衰竭，即 ALD 相关的 ACLF（ACLF in the context of ALD，ALD-ACLF）。该病的预后极差，短期死亡率很高，除了肝移植目前还缺乏有效的治疗方法。

SAH 以快速进展或加重的黄疸、凝血异常及肝脏相关并发症等为主要表现，且此前 8 周内有大量饮酒史，MDF > 32 分或 MELD > 20 分，并除外其他原因引起的肝病。缺乏对该病的充分认识和及时的治疗，容易导致肝脏内炎症级联反应的发展，极易出现 SIRS，后者又是增加酒精性肝硬化患者 30 天死亡率的独立预测因子。SIRS 一旦合并感染，就可能导致急性肝功能失代偿，出现一个或多个并发症（如腹水、肝性脑病、消化道出血、细菌性腹膜炎等），甚至合并其他器官的功能障碍。

31. SAH 与 SIRS

SAH 是一种临床综合征，其特征是有严重酒精滥用史的患者最近出现黄疸。患者要么积极饮酒，要么只是最近戒酒。许多人因身体出现其他症状（不想喝酒或喝酒后不舒服）而停止饮酒。

尽管通常是突然和多彩的表现，这种情况代表了潜在的慢性肝病恶化。

SAH 是 ALD 中具有特征性改变的一个重要类型。常因过度饮酒而发生肝脏急性炎症反应，可以发生在长期饮酒基础上突然数次的过量饮酒，也可发生在短期内持续酗酒或戒酒。SAH 可单独存在，也可发生在脂肪肝或肝硬化的基础上。既可以是单纯的炎性反应，也可以诱发 SIRS。

SIRS 是 SAH 的特征性表现，也是其发生发展的主要机制。SIRS 的始动因素是肠道"渗漏"。酒精及其代谢产物乙醛能够破坏肠黏膜屏障，抑制肠黏膜紧密连接蛋白和黏连蛋白表达，低氧诱导因子 1α 和很多保护性因子表达减少，结果肠道通透性显著增加，促进细菌移位。狂饮能增加肠黏膜细胞凋亡，直接影响黏膜屏障的完整性。持续的上皮细胞破坏和凋亡，最后发生肠道"渗漏"，包括细菌、细菌的碎片（DNA 或 RNA）、细菌的代谢产物内毒素（脂多糖），可能还有病毒和真菌，以及肠黏膜坏死组织的碎片等渗漏到门静脉输送到肝脏，引起由病原体相关分子模式（pathogen-associated molecular patterns，PAMPs）介导的经典无菌坏死反应。PAMPs 激活肝脏巨噬细胞，释放趋化因子介导大量的中性粒细胞募集到无菌坏死部位，形成炎症的级联反应。炎性细胞因子、酒精及其代谢产物乙醛导致肝细胞凋亡和坏死。这种肝细胞损伤又导致损伤相关分子模式（damage-associated molecular patterns，DAMPs）的释放，DAMPs 与 PAMPs 类似的方式刺激肝巨噬细胞，形成恶性循环。由此可见，肠道屏障的破坏是 ALD 发生的首要机制，也是重要机制（不是之一）。

32. SAH 相关 ACLF

ACLF 是近些年来定义的与肝硬化相关的并发症或不良临床事件。在已知或潜在的慢性肝病基础上，由于肝内或肝外的急性打击作用，导致肝功能急性失代偿，并且出现器官或系统功能衰竭，与进行性器官衰竭和较高的短期死亡率有关。ALD 和慢性病毒性肝炎是最常见的基础肝病，部分患者常常无法确认发生 ACLF 的诱因。在可以找到的诱因中，短期内大量饮酒或狂饮、慢性病毒性肝炎复发和感染是最常见的急性打击。

目前被广泛接受的 ACLF 概念是由亚太肝脏病研究协会（the Asian-Pacific Association for the Study of Liver，APASL）和欧洲肝脏研究协会（European Association for the Study of the Liver，EASL）提出的。由于研究背景不同，两者提出的 ACLF 概念在具体内容上有所不同，但随着研究的不断进展，两者对 ACLF 的概念中的主要内容趋于一致。APASL 在 2009 年提出 ACLF 的定义中，强调"急性打击"为肝脏本身，如嗜肝病毒感染、乙肝复发、酒精、肝毒性药物和消化道出血等。2013 年，Moreau R. 等人在 CANONIC（EASL-CLIF acute-on-chronic liver failure in cirrhosis）研究中对 1343 例肝硬化和急性肝功能失代偿的住院病例进行系统分析，对伴有或不伴有肝脏以外器官衰竭分别进行比较，发现两组人群的临床特点、预后等差异显著，因而提出了不同于 APASL 的 ACLF 概念，即"急性打击"的时间范围更长（如入院前 3 个月内反复狂饮）。打击的来源包括肝内因素（如肝炎、经颈静脉门体分流术等），也包括肝外来源（如细菌感染等）。在 CANONIC 研究中，包括肝脏在内的各个器官的功能评价是基于序贯器官衰竭评估（sequential organ failure assessment，SOFA）系统，同时结合肝病特点，对其中部分内容进行调整。APASL 参考了 CANONIC 研究结果，在 2014 年的 ACLF 指南中对 ACLF 的概念进行了更新，并指出"急性打击事件"也包含肝外因素，但考虑到 ACLF 的核心表现是肝衰竭，因此，患者在受到肝内或肝外打击后出现以肝衰竭为主要表现时才诊断为 ACLF。

临床上，ACLF 一般表现为近 4 周突然出现极度乏力和食欲减退、进行性胆红素升高和凝血障碍、无或有肝性脑病等症状，并且至少存在一个器官或系统（肝脏，肾脏，脑，凝血、循环系统或肺部）的功能衰竭。按照 2014 年 APASL 的诊断标准，血清胆红素 $\geq$ 85 μmol/L 和国际标准化比值 $\geq$ 1.5 或凝血酶原活动度 $\leq$ 40%，在诊断肝衰竭时是必需的。由此可见，ACLF 不仅是肝脏本身的功能急剧恶化，更重要的是，在这个概念中还包括全身至少一个重要器官或系统功能衰竭，这是与 SAH 的本质区别。

33. SAH 与 ALD-ACLF 的区别与联系

一部分 AH 的发展过程可能是隐匿的，缺乏典型的临床表现和生化改变。在狂饮的作用下，AH（大部分在肝硬化的基础上）患者迅速表现出进行性黄疸和凝血异常等（但无出血和食欲的明显改变）的特点。持续狂饮或合并感染导致 SAH 进行性恶化，就容易出现 ALD-ACLF，也有学者认为两者是重叠发生的。随着 ACLF 严重程度的增加，患者短期死亡率显著升高。由此可见，AH、SAH 和 ALD-ACLF 是疾病发展的不同阶段，在临床表现、治疗方案和预后等方面显著不同。这也与其他原因（如肝炎病毒感染）导致的 ACLF 在发病机制等方面有重要的区别。

当器官衰竭早期或器官衰竭表现不典型，临床上以肝脏相关的症状为主要表现时，容易将 SAH 与 ALD-ACLF 混淆。此时需要对两者进行识别和区分。SAH 的发病机制之一是活性氧激活引起的肝细胞损伤和坏死，此时的炎症表现是非感染性的，也是使用激素治疗的病理生理基础之一。在肝细胞损伤的基础上，出现进行性胆红素升高和凝血障碍，而 ALT 和（或）AST 轻度升高（甚至与胆红素水平交叉，形成"酶黄分离"现象），临床表现为无或轻度乏力和食欲减退，没有肝性脑病或细菌感染。此时为了迅速控制肝脏炎症反应（炎症风暴），在合适的时机及时应用激素对控制疾病进展有所裨益。

ACLF 的一个重要诱因是细菌或病毒感染，与 SAH 的非感染性炎症表现不同，在诊治过程中应时刻警惕，有感染迹象时应该积极寻找感染源，确定感染部位，同时考虑潜在的 ACLF。此外，对重要脏器进行功能评估，判断是否有脏器功能衰竭，有助于判断是否发生 ACLF。

胃肠道功能在某种程度上可以辅助判断是否存在 ACLF。按照 ACLF 的诊断标准，并不包含胃肠道功能评价。笔者在实际工作中观察到，ACLF 发展过程中胃肠道也常常受累，表现为食欲减退、厌食、进行性加重且难以纠正的腹胀等。但可能由于症状发展缓慢而且缺乏有效的干预措施，在临床实际工作中肠道症状常常被忽视，而且缺乏系统、深入的研究。明显的食欲减退或厌食是肠道功能障碍（中期）或肠衰竭（晚期）的重要标志，也是终末期肝病常见的表现和困扰医生的问题之一。有无肠衰竭可以用来鉴别 SAH 是否进展为 ALD-ACLF。结合 ALD-ACLF 与 SAH 的这一不同表现，笔者以 20 余年的 ALD 临床实践经验，在判断患者是否有使用激素的指征时结合了胃肠道功能改变，对 SAH 患者及时应用激素冲击治疗，取得了良好的效果。

34. ALD-ACLF 的评估

慢性肝衰竭－序贯器官衰竭评估（chronic liver failure-sequential organ failure assessment，CLIF-SOFA）是 ACLF 器官损伤的重要评估系统。CLIF-SOFA 系统包含 6 个器官或系统，分别是肝脏、肾脏、脑、凝血、循环和肺。评价指标分别为胆红素、肌酐、肝性脑病分级、国际标准化比值、平均动脉压、PaO_2/FiO_2 或 SpO_2/FiO_2，每个指标的评分范围在 0 ～ 4 分，得分越高提示器官损伤越重。上述指标具有易获取性、使用方便等特点，被广泛应用于临床。

ACLF 主要发生在酒精性肝硬化患者中，特别容易发生在 3 个月内酗酒者中。无 ACLF 的患者 28 天死亡率为 5%，但两个器官衰竭（ACLF 2 级）死亡率为 32%，3 个或更多的患者器官衰竭（ACLF 3 级）死亡率高达 80%。单个器官衰竭（ACLF 1 级）的患者 28 天的死亡率主要与肾脏衰竭（血肌酐水平为 1.5 ～ 1.9 mg/dL）有关（20%），非肾脏衰竭（血肌酐水平低于 1.5 mg/dL）的患者，ACLF 死亡率仅为 5% ～ 8%。任何单器官衰竭同时合并肾脏衰竭者 28 天死亡率明显增加，可见肾脏功能的重要性，但 SAH 患者常常有酒精性肾损伤。

CLIF-SOFA 预测 ALD-ACLF 患者的 28 天和 90 天的死亡率效果与 MDF、ABIC、GAHS 和 MELD 评分相当。CLIF-SOFA ≥ 8 分预测 28 天死亡率的敏感性和特异性分别可以达到 78.1% 和 79.7%，而 MDF ≥ 32 分和 MELD ≥ 21 分的特异性只有 50.9% 和 57.8%。CLIF-SOFA（≥ 8 分）预测 28 天和 90 天死亡率的阴性预测值分别达到 96.4% 和 89.8%。与 MELD、CTP 等评分系统相比，CLIF-SOFA 评分能更好地预测 ALD-ACLF 患者肝移植术后机械支持、重症监护治疗的风险和短期死亡风险。未能进行肝移植的 ACLF 患者 28 天和 90 天的死亡率极高，尤其是

ACLF 2 级和 ACLF 3 级的患者 28 天死亡率分别可以达到 41.7% 和 91.8%，90 天死亡率更是分别高达 76.2% 和 98.8%。

对 ALD-ACLF 患者的评估也应该是一个动态过程。除了在入院时对患者进行评估，入院后还应该动态观察疾病进展的过程，反复进行评分。文献报道，在诊断 ACLF 后的 3 ~ 7 天内再次评分能更好地预测患者的短期预后。

CLIF-SOFA 评分系统中，判断肝功能的胆红素和凝血系统中的国际标准化比值（包括血小板降低）与 SAH 的评分系统（MDF、ABIC、GAHS、MELD）是重叠的，如果套用 CLIF-SOFA 评分进行分级，SAH 都达到 ACLF 2 级以上。但是，CLIF-SOFA 评分系统特别强调了肾功能的地位，肾功能障碍是必备条件。也就是说，即使胆红素和凝血异常都达到 3 分以上，没有同时出现肾功异常时，就不能诊断 ACLF。因此，CLIF-SOFA 评分系统如何被应用于 SAH 和 ALD-ACLF 的界定仍需临床实践的探讨。遗憾的是，基于肝衰竭的疑虑，有相当部分医生"套用"病毒性肝炎的临床表现和辅助检查指标，判断 SAH/ 酒精性肝硬化患者为 ACLF，不给予适当的激素治疗，而积极进行重症监护、人工肝处理，人为地清除了血清中的胆红素，直接影响了里尔模型的评分，还导致 SAH 患者的贻误治疗或过度治疗。

酒精性肝病的治疗

35. 戒酒

完全戒酒是最主要和最基本的治疗措施，必须戒酒或长时间禁酒是预后的决定性因素。戒酒可改善肝损伤的组织学，降低门脉压力，延缓纤维化进程，提高所有阶段 ALD 患者的生存率。66% 的戒酒患者在 3 个月后症状即有明显的改善；戒酒 4 ~ 6 周后大部分脂肪肝患者可完全恢复，但仍有 5% ~ 15% 的患者可能会发展为纤维化和肝硬化，继续饮酒可导致门静脉高压性出血，以及短期和长期生存率的降低，尤其那些先前有出血史的患者。极少数患者还会发生肝细胞癌，因此，要动态监测。

戒酒后任何时候再次饮酒是 ALD 最主要的风险。随访超过 1 年，再次饮酒率波动在 67% ~ 81%，因此，有时候可能需要药物来维持戒酒。戒酒硫增强戒酒的证据很少且有严重耐药性，基本上已被新的药物所代替。特异的阿片受体拮抗剂纳曲酮能控制对酒精的强烈愿望，短期治疗有更低的再饮酒风险，但能引起肝细胞受损。阿坎酸（乙酰牛磺酸）与抑制性神经递质 γ- 氨基丁酸结构相似，可以减少戒断症状包括酒精渴求，减少复发率和维持戒酒，但仍然不知道其对生存率的作用。对肝硬化患者实现和维持戒酒方面，巴氯芬（γ- 氨基丁酸受体激动剂）可以降低患者的饮酒欲望，得到 2009 年美国酒精性肝病指南的推荐。

对于戒酒患者，还要注意及时发现和处理酒精戒断综合征。治疗的目的主要是缓解症状、预防并发症、逐步过渡到一个长期恢复的过程。最重要的是提高对本病的认识，给予患者精神上的保护和安慰，及时处理各阶段病情的变化。戒断症状的出现是由神经系统抑制作用的酒精减少（或缺乏）而诱发，治疗时选择在药理学上与酒精具有交差耐药性且半衰期比酒精长者，以缓和其缺乏而发生的病理生理学反应。从这个目的出发而选择的镇静药有很多种，但在安全性方面，苯环类药物比较好，如苯二氮杂䓬类。该药在开始使用即可明显地抑制戒断期的癫痫发作及震颤谵妄等。其他治疗药物还包括氯美噻唑、卡马西平、羟丁酸、双丙戊酸钠等。有人观察托吡酯 50mg，每日 2 次，连用 3 天，对抗阵挛发作有较强的作用。

美他多辛是一种抗氧化剂，有助于谷胱甘肽代谢和抑制肝脂肪变性。美他多辛可加速酒精从血液中清除，有助于改善酒精中毒症状和行为异常。与皮质类固醇联合治疗，不仅能够降低里尔评分、肝肾综合征和肝性脑病的发生率，还可提高 AH 患者 30天和 90 天的存活率，没有明显的不良反应。

对于部分长期大量酗酒的患者，戒酒后出现 SAH，快速出现黄疸和凝血异常，要及时快速抗炎和行支持治疗。戒酒后出现或加重原有的心理障碍，要及时进行心理疏导，必要时采用最低量的饮酒量维持也是一个很好的选择。

36. 营养支持

AH 和肝硬化患者常常伴有营养缺乏和肌少症。营养支持是 ALD 最主要的治疗方法之一。严重的蛋白质—热量营养不足的表现在 AH 患者中很常见，而营养不良又可加剧酒精性肝损伤，营养不良的严重程度和疾病的严重程度及预后相关。常出现多种维生素、微量元素的缺乏，包括维生素 A、维生素 D、硫胺素（维生素 B_1）、叶酸、维生素 B_6，以及锌和硒。尽量保持各种营养物质间的平衡，必要时推荐使用日常量的替代疗法。

有食欲者尽量经口摄入或给予肠内营养。美国和欧洲指南都建议给 AH 患者进行肠内营养治疗，强化肠内营养组 1 个月和 6 个月死亡率较低，每天接受低于 21.5kcal/kg 患者的存活率显著降低，6 个月后患者的感染发生率和肝肾综合征的风险比那些具有更好营养摄入的患者增加，而且要求脂肪不低于

65 g/d 和蛋白质不低于 77.6 g/d。有肠衰竭者采用肠外营养。单纯营养的补给，即可明显改善肝脏功能和临床症状。特别强调氨基酸（尤其是能通过血脑屏障的氨基酸，如六合氨基酸）的补充来实现正氮平衡。根据患者营养状况调整热量摄入，肥胖者酌减。对于酒精性肝硬化合并 SAH 的患者还应考虑睡前加餐（约 700kcal/d），以防止肌肉萎缩，增加骨骼肌容量。长期饮酒者常伴有锌、硒、锡微量元素缺乏，降低了机体的抗氧化作用，建议每天服用替代品。

37. 运动和心理治疗

适当增加运动，促进体内脂肪消耗，增加肌肉含量。选择自己有兴趣的运动，每天至少 1 小时，以出汗不喘为度。太极拳或健身器械锻炼都是很有益的。

患者往往有精神心理障碍，心理治疗应该贯穿始终，尤其是加强对患者家属和周围朋友的教育，创造一个温馨和谐的氛围，增加患者对戒酒的信心。鼓励患者积极参加社会活动，建立融入社会的信心、提高生活质量，也可试用 S- 腺苷蛋氨酸改善患者的抑郁状态。

38. 抗炎保肝药物治疗

中国《酒精性肝病防治指南（2018 年更新版）》推荐意见

7：ALD 患者戒酒后肝脏炎症、纤维化可仍然存在。若证实肝脏有炎症和肝纤维化分期≥ F2 的患者应接受药物治疗。抗炎、保肝药物的动物实验证实有效，但仍缺乏大样本严格的临床试验资料，至今尚缺乏疗效确切且可被推荐用于 AH 的治疗药物。指南特别强调，不宜同时应用多种抗炎、保肝药物，以免加重肝脏负担及因药物间相互作用而引起不良反应。

所有抗炎、保肝药物都应该在生化指标降到最低值（不是参考值）并稳定 3 个月以上，才认为炎症基本消失，并巩固治疗12 个月以上，才能达到肝细胞的真正修复，即强调肝细胞的"愈合质量"。中华医学会感染病学分会、肝脏炎症及其防治专家制定的《肝脏炎症及其防治专家共识》推荐药物包括以下几类。

（1）肝细胞膜修复保护剂

代表药物为多烯磷脂酰胆碱，是酒精性脂肪肝常用药物之一。多不饱和磷脂酰胆碱是肝细胞膜的天然成分，可进入肝细胞，并以完整的分子与肝细胞膜、细胞器膜相结合，增加膜的完整性、稳定性和流动性，使受损肝功能和酶活性恢复正常，调节肝脏的能量代谢，促进肝细胞的再生，并将中性脂肪和胆固醇转化成容易代谢的形式。还具有减少氧化应激与脂质过氧化，抑制肝细胞凋亡，降低炎症反应和抑制肝星状细胞活化，防治肝纤维化，防止组织学恶化的趋势等功能，从多个方面保护肝细胞免受损害。

（2）甘草酸类制剂

甘草酸类制剂具有类似类固醇激素的非特异性抗炎作用，而无抑制免疫功能的不良反应，可改善肝功能。临床制剂包括复方甘草酸苷（美能）、甘利欣，目前已经发展到第四代，代表药物包括异甘草酸镁、甘草酸二铵肠溶胶囊等。该类药物可针对炎症通路，广泛抑制乙醇和代谢产物乙醛所介导的相关炎症反应，以及由炎症刺激诱导的磷脂酶 A2/ 花生四烯酸（PLA2 /AA）、NF-κB 及 MAPK/ 活化蛋白 -1（activator protein-1，AP-1）关键炎性反应信号在起始阶段的代谢水平，抑制三条炎症通路相关炎性反应信号的活性，下调炎症通路上游的相关促炎性细胞因子，包括 TNF-α、IL-8、IL-1β、IL-6、相关趋化因子及环加氧酶 (COX) 的表达，阻断炎症通路下游，包括一氧化氮 (NO)、前列腺素（PG）和活性氧的生成。具有刺激单核 – 吞噬细胞系统、诱生 IFN-γ 并增强 NK 细胞活性，从而发挥免疫调节功能，还兼具抗过敏、抑制钙离子内流等作用。临床研究证明，该类药品可改善酒精及其代谢产物所致的血清氨基转移酶升高等生化异常，明显减轻肝脏病理损害，改善受损的肝细胞功能。

（3）抗氧化类药物

代表药物主要为水飞蓟素类和双环醇。水飞蓟素能增强细胞核仁内多聚酶 A 的活性，刺激细胞内的核糖体核糖核酸，增加蛋白质的合成，改善 ALD 患者蛋白质的热量不足，还可通过抗氧化和直接抑制各种细胞因子对肝星状细胞的激活，从而达到抗纤维化的作用；双环醇具有抗脂质过氧化、抗线粒体损伤、促进肝细胞蛋白质合成、抗肝细胞凋亡等多种作用机制，能够有效清除自由基、改善 ALD 患者的肝组织炎症，快速降低 ALT、AST，尤其是 ALT。

此外，抗纤维化药物特别是中成药如扶正化瘀胶囊、复方鳖甲软肝片、安络化纤丸等具有抑制脂质过氧化和氧化应激反应的作用，在一定程度上可以阻止肝脏炎性反应的发生和发展。

（4）利胆类药物

代表药物主要有 S- 腺苷蛋氨酸（SAMe）及熊去氧胆酸（UDCA）。SAMe 通过转甲基作用促进肝细胞功能恢复，促进肝内淤积胆汁的排泄，从而达到退黄、降酶及减轻症状的作用，多用于伴有胆汁代谢障碍及肝内胆汁淤积的 ALD 患者。UDCA 可促进内源性胆汁酸的代谢，抑制其重吸收，取代疏水性胆汁酸成为总胆汁酸的主要成分，提高胆汁中胆汁酸和磷脂的含量，改变胆盐成分，从而减轻疏水性胆汁酸的毒性，起到保护肝细胞膜和利胆作用，特别是 ALD 患者 GGT 或胆红素持续增高超过 4 周并排除肝外阻塞者，建议给予 UDCA 治疗，以减轻毛细胆管的损伤，改善肝内胆汁淤积性黄疸。SAMe 还可以改善 ALD 患者的临床症状和生物化学指标，改善患者的精神症状。

（5）解毒类药物

代表药物为谷胱甘肽（GSH）、N- 乙酰半胱氨酸（NAC）等。GSH 分子中含有巯基，增加了肝细胞的解毒功能，还参与体内三羧酸循环及糖代谢，激活多种酶，从而促进糖、脂肪及蛋白质代谢，并能影响细胞的代谢过程，可减轻组织损伤，促进修复。GSH 能改善肝脏的合成，有解毒、灭活激素等功能，并促进胆酸代谢，有利于消化道吸收脂肪及脂溶性维生素。

NAC 是一种抗氧化物质，它是谷胱甘肽的前体。NAC 能刺激 GSH 合成，促进解毒及对氧自由基反应的直接作用，维持细胞内膜性结构的稳定，提高细胞内 GSH 的生物合成，促进收缩的微循环血管扩张，有效增加血液对组织氧输送和释放，纠正组织缺氧，防止细胞进一步坏死，常用于急性酒精中毒或 SAH 的初期，具有良好的改善肝细胞炎症的作用。与糖皮质激素联合治疗的患者比单独服用激素者提高了 1 个月的生存率，而且发生肝肾综合征的病例也较少。然而，6 个月的存活率没有显著差异。需要进一步的研究来评估 NAC 的疗效。

39. 积极处理并发症

积极处理酒精性肝硬化的并发症如腹水、食管胃底静脉曲张、自发性细菌性腹膜炎、肝性脑病和肝细胞癌等，特别注意及时纠正肝性脑病，必要时还要给予门冬氨酸鸟氨酸制剂（静脉制剂如雅博司，口服制剂如瑞甘等），不仅能够纠正患者的代谢紊乱，还能够提高其生活质量和生存质量，对于无 TIPS，CTP B 级、C 级的酒精性肝硬化患者，门冬氨酸鸟氨酸可提高谷胱甘肽的疗效。

积极处理酒精相关并发症。酒精相关糖尿病患者除了戒酒之外，按照普通糖尿病处理，但要特别注意低血糖反应。酒精性心肌病按扩张型心肌病的处理方法。酒精性骨病按骨质疏松症或骨软化症来处理。酒精相关痛风病按痛风病的处理方法治疗。

重症酒精性肝炎的治疗

SAH 是 ALD 疾病谱中常见的一个类型，在感染、狂饮等诱因的作用下，短期内病情可能迅速进展，发生 ALD-ACLF。一部分患者可能在初次就诊时就表现为 ALD-ACLF，这大大增加了患者的短期死亡率等不良结果，需要临床予以足够的重视。

ALD-ACLF 是 SAH 发展过程中的一组综合征，与其他原因（如病毒）导致的 ACLF 有相似之处，但也有 SAH 的自身特点，不能完全按其他慢性肝病相关的 ACLF 来处理 ALD-ACLF。ALD-ACLF 患者的营养失衡是基础，有时与药物所取得的效果相当，实际工作中应予以足够的重视。皮质类固醇仍然是 SAH 和早期 ALD-ACLF 治疗的一线药物，是否获益关键是判断皮质类固醇有无良好的应答。内科治疗无效时应尽早考虑肝移植（liver transplantation，LT）。

40. SAH 的判别

SAH 阶段的病理生理是肝脏炎症"暴发"呈级联反应进展，出现进行性胆红素水平升高和凝血障碍，大部分患者出现肝脏生化学异常，ALT 和（或）AST 水平轻度升高（甚至与胆红素水平成交叉"酶黄分离"），GGT 水平升高和白蛋白水平降低、贫血和血小板减少，部分患者出现腹水和水肿，无或轻度乏力和食欲减退，无肝性脑病，无明确感染，少有中重度肾损伤，这些均是 SAH 与 ACLF 的本质区别。

多个评分系统已被开发出来预测 SAH 患者的短期预后。MDF 评分 ≥ 32 分定义为 SAH。这一评分主要用于判断患者是否需要应用皮质类固醇治疗，MDF 评分 ≥ 32 分预测患者 30 天死亡率为 20% ～ 50%，预测 90 天死亡率为 30% ～ 40%。低于该阈值，患者生存率＞ 95%。还有一些评分系统也得到了验证，包括 MELD 评分、GAHS 及 ABIC 评分。基于基线肝脏基因表达模式和 MELD 评分的数据建立的 GS-MELD 评分系统，可以预测不同治疗方法的患者 90 天和 180 天的存活率，临床尚未推广。

需要特别说明的是，MELD 和 MDF 评分系统的临床意义有本质区别。MELD 评分比 MDF 增加了血清肌酐，这是一个主要的决定因素，凝血系统中使用 INR 作为标准。MELD 不仅强调了肾功能的重要性，还强调了 INR 这一综合凝血指标，而非单一的 PT。因此，MELD 是评估 SAH 的严重程度，即 MELD 评分＞20分是 ALD 的终末期表现，需行 LT 治疗，而不是应用皮质类固醇的指征。MDF 仅用于评估 SAH，没有任何文献报道显示将其用于评估各种病因导致的肝衰竭。同样，ABIC 和 GAHS 也是判断 SAH 严重程度的评分系统。里尔评分主要用于评估使用皮质类固醇的疗效，可以减少不必要类固醇治疗的患者数量。

41. SAH 的基础管理

SAH 最佳的基础管理需要一个团队，包括肝病学家、成瘾专家、营养专家、善解人意的家属或朋友和社会工作者（志愿者）。强烈建议这一团队中的所有人员也要接受一些动机访谈知识（或常识）和成瘾相关临床知识的培训。加强家属和周围朋友的教育，创造一个温馨和谐的氛围，增加患者对戒酒的信心。鼓励患者积极参加社会活动，树立融入社会的信心、提高生活质量。另外，也可试用 S- 腺苷蛋氨酸改善患者抑郁状态。

（1）戒酒

实现长期戒酒是 SAH 治疗的基石，90 天后生存的最强预测因子是保持戒酒的能力。戒酒可改善 AH 患者的肝脏组织学，降低门脉压力，延缓纤维化进程，提高所有阶段 ALD 患者的生存率。戒酒后在任何时间再次饮酒是 ALD 最主要的风险，在一次 AH 发作后幸存的患者中有 60% 以上复饮。SIRS 患者存活后，中长期预后由戒酒或复饮决定。在对肝硬化患者实现和维持戒酒方面，巴氯芬（γ-氨基丁酸受体激动剂）可以降低患者的饮酒欲望，得到 2009 年美国 ALD 指南的推荐。对于戒酒患者，还应注意及时发现和处理酒精戒断综合征，该综合征容易与肝性脑病或 ACLF 相混淆。从安全性方面考虑，苯环类药物比较好，如苯二氮䓬类，该药在开始使用时即可明显抑制戒断期的癫痫发作及震颤谵妄。

（2）营养支持

虽然酒精是一种高热量的能量饮料（1 g 纯酒精产生 7kcal 热量），但酒精提供了空热量。超过 50% 的酒精相关性肝硬化患者有一定程度的蛋白质—热量营养不良。门脉高压（即静脉曲张出血、脑病及腹水）和脓毒症的并发症所致的营养不良，在 SAH 和（或）肝硬化患者中也很常见。分解代谢增多、酒精性胃炎及食管炎导致的食物摄入减少、吸收不良引起的腹泻、胰腺功能不全及肝硬化并发症（如脑病）均会导致 AH 患者营养不良。而营养不良又可加剧酒精性肝损伤，营养不良的严重程度与疾病的严重程度及预后相关。因此，良好的营养支持是 SAH 管理的核心原则。

对于 SAH 患者来说，获得足够的营养可能是困难的，尤其是患有肝性脑病、顽固性腹水和（或）腹胀明显的患者，有时需考虑通过鼻胃管进行肠内营养支持。经鼻胃管通常是安全的，似乎不是引起静脉曲张出血的危险因素。单纯营养补给即可明显改善肝脏功能和临床症状。

肠内营养可以通过维持肠屏障功能来减少肠道细菌移位，从而降低感染的发生率。消化道症状明显，或因腹水、低蛋白血症、脓毒血症、肠道菌群失调等使患者食欲明显减退时，强化肠内营养难以实施，且不能提高患者生存率。然而，每日低能量摄入与较高的死亡率相关，此时应及时增加肠外营养。特别强调氨基酸的补充来实现正氮平衡。

根据患者营养状况调整热量摄入，每日热量摄入超过 21.5 kcal/kg 与并发症和死亡率的降低有关。大多数现行指南建议每公斤体重摄入 1.2～1.5 g 蛋白质，热量保持在 30～35 kcal/（kg·d），包括晚间小吃。与热量摄入较高患者相比，热量摄入 < 21.5 kcal/（kg·d）的患者 6 个月生存率明显较低。除了蛋白质—热量营养不良外，患者还存在维生素 A、维生素 D、硫胺素（维生素 B_1）、叶酸、维生素 B_6、锌及硒的不足或缺乏。尽量保持各种营养物质间的平衡，必要时推荐使用日常量的替代疗法。建议韦尼克脑病高风险患者静脉注射维生素 B_1 100 mg/d，至少 3～5 天，之后长期口服。

42. 皮质类固醇的适应证

SAH 具有显著的组织炎性反应及循环中高水平的促炎因子，除了补充凝血因子（血浆）、白蛋白及基本的抗炎保肝药物之外，迅速降低炎性反应和调节免疫的药物——皮质类固醇已成为一线治疗药物，其具有广泛的免疫调节作用，包括抑制促炎性转录因子 TNF-α 和 AP-1，降低 IL-8 的循环水平。皮质类固醇在 SAH 治疗中的作用一直存在争议。争议的关键是感染问题和临床获益。有研究认为，感染不是使用皮质类固醇的绝对禁忌证，使用前已存在感染的患者与不存在感染的患者相比，2 个月的生存率相似（$P = 0.99$）。

2009 年美国指南推荐（IA）：MDF 评分 ≥ 32 分，伴或不伴肝性脑病，且无皮质类固醇使用禁忌证的患者，应考虑泼尼松龙 40 mg/d，28 天，然后停药或 2 周内逐渐减量。

皮质类固醇的治疗能够降低 SAH 患者短期死亡率，提高 28 天的存活率。英国 65 家医院开展的多中心、双盲、随机试验（STOPAH 研究）采用皮质类固醇或己酮可可碱治疗 AH，评价泼尼松龙或己酮可可碱治疗后患者 28 天存活率。结果显示，MDF 评分 ≥ 32 分且无禁忌证的 AH 患者，使用泼尼松龙 40 mg/d，持续 28 天，可以改善患者的短期存活率，降低 28 天死亡率，但在 90 天或 1 年时未达到显著差异，后续 4 个对照试验的荟萃分析也得出了同样的结论。

43. 皮质类固醇应答的评估

能够评估对皮质类固醇反应的是胆红素水平的早期变化（ECBL），其定义是使用皮质类固醇第 7 天血清胆红素浓度低于第 1 天。83% 的 ECBL 患者在 6 个月时仍然存活，没有 ECBL 的患者中只有 23%。其中年龄、MDF 和肌酐为独立预后因素，由此产生了里尔评分。治疗 4 ～ 7 天时进行里尔评分，如里尔评分 < 0.45，说明对皮质类固醇有良好反应，建议泼尼松龙治疗持续 4 周；如里尔评分 ≥ 0.45，可立即停药。有研究者进一步细分后得出结论，完全应答者（里尔评分 ≤ 0.16）和部分应答者（里尔评分 0.16 ～ 0.56）才会有生存获益，而无应答者（里尔评分 ≥ 0.56）没有获益。考虑到该病较高的死亡率，尽早评估皮质类固醇的使用效果，对患者的预后及进一步治疗手段的选择有重要的意义。是否应答是影响感染和预后的重要因素，应答的患者 28 天存活率获益更多。

笔者采用经典的降阶梯疗法，即 32 分 ≤ MDF 评分 < 80 分，给予静脉注射甲泼尼龙 120 mg/d，连用 7 天，如果 3 天总胆红素水平能够降低基线的 10%，或 7 天能够降低 30%，说明患者对皮质类固醇敏感，临床也未出现明显的不良反应，继续以 80 mg/d 静脉注射 3 天，40 mg/d 静脉注射 3 天，然后改为 30 mg/d 口服 1 周后，每 2 周减去 4 mg。如开始用药 7 天评估达不到期望降低的指标，立即停药。患者在用激素的过程中，如果发现有激素耐药的可能，随时都可以停药，不需要必须按流程减量，有效地避免了激素的风险。

44. 皮质类固醇治疗的争议

皮质类固醇的应用，国内外都存在着很多争议，国内几乎很少有医生应用。究其原因，有以下几点关键因素。

（1）概念模糊

SAH 的病理生理学改变就是由于肠道屏障破坏后，细菌、细菌的碎片、细菌和真菌的 DNA 或 RNA、内毒素、肠壁坏死物质、乙醇及乙醛等通过门静脉到达肝脏，引起肝实质急性炎性反应（炎症风暴），表现为发热、腹痛和腹胀、白细胞增多、胆红素水平升高及凝血异常，如果炎症未得到有效控制、继续进展，则会出现心动过速、呼吸急促、精神状态改变等 SIRS 表现。如炎症进一步发展（特别是继发感染或出血），导致心、脑、肾、肺等重要脏器功能不全（甚至衰竭），出现 ACLF。因此，AH、SAH、SIRS、ACLF 是 ALD 发展的不同阶段或表现形式，而并非完全独离。

（2）评分标准模糊

MDF 评分是唯一针对 SAH 设计的评分方法，不能用于评估肝衰竭。MDF 评分是判断能否应用皮质类固醇的唯一依据，其前提条件是患者没有感染、活动性消化道出血、急性胰腺炎、活动性肺结核、未控制的糖尿病及精神病等，因皮质类固醇会增加这些并发症的发生风险。MELD 评分顾名思义是评估终末期肝病，判断是否需要 TIPS、是否需要 LT 的依据，不是针对 SAH 设计的，只有当 SAH 进展至 ACLF 时，及时 LT 能够使患者获益较大而被用于评估 SAH，但不是应用皮质类固醇的依据。

（3）医生的定式思维

SAH 的主要表现就是以"胆红素迅速上升和凝血明显异常"为特征，凝血酶原活动度 < 40% 很常见。肝衰竭的指南中，其中一条就是凝血酶原活动度 ≤ 40%，这只是诊断条件之一，消化道症状、肝性脑病等其他肝衰竭的重要条件都被忽略了，CLIF-SOFA 诊断标准中的心血管、肺、肾脏等重要脏器的损伤表现也忽略了，特别是某些专科医生非常容易进入这个误区。

（4）皮质类固醇用量、疗程值得商榷

国外指南推荐，MDF 评分 ≥ 32 分，伴或不伴肝性脑病且没有皮质类固醇使用禁忌证的患者，应考虑泼尼松龙 40 mg/d，28 天，然后停药或 2 周内逐渐减量。SAH 是肝脏炎症（实际上是 SIRS 的肝脏表现）暴发期（或喷发期），是肝脏的炎症风暴，起始剂量为 40 mg 的泼尼松龙显然是不足的，不能迅速控制炎性反应，反而增加感染的机会；2 周后仍然应用 40 mg 显然是过量的，增加了皮质类固醇的不良反应。

45. 皮质类固醇不良反应的预防

无论国外指南还是临床观察，皮质类固醇不良反应的预防几乎都是模糊处理，没有明确方案。笔者认为应用皮质类固醇前均需制订明确的预案。包括①应用质子泵抑制剂预防消化道出血，与皮质类固醇的静脉和口服同步进行；②应用头孢类抗生素预防肠道细菌移位发生的感染，与静脉注射甲泼尼龙时间一致；③预防精神异常（有时不易与酒精戒断综合征区分），常规睡前镇静（地西泮，必要时也可用阿普唑仑）；④随时处理钠水潴留（利尿剂）；⑤常规给予骨化三醇和钙制剂预防骨质疏松；⑥遵从内分泌医师的指导处理糖尿病，但不影响皮质类固醇治疗。尚未遇到合并活动性结核的 SAH 患者。

46. 影响皮质类固醇疗效的因素

（1）感染

高循环细菌 DNA（bacterial DNA，bDNA）可预测泼尼松龙治疗 7 天内发生的感染。与未使用泼尼松的患者相比，使用泼尼松的 SAH 患者在治疗后发生严重感染的风险更大，这可能会抵消其治疗效益。治疗前监测循环中的 bDNA 水平可识别感染风险高的患者，使治疗方法的选择更加精准。即使培养物显示感染，使用适当的抗生素和临床稳定性治疗 48 小时后，仍可以开始使用皮质类固醇，原因在于这种策略能够恢复肝功能，防止未来感染，提高存活率。笔者曾经治疗 1 例 MDF 评分为 78.7 分的 SAH 合并糖尿病患者，皮质类固醇治疗过程中出现肛周脓肿并切开引流，继续应用并未影响患者预后。

（2）MDF 评分的界限

实际上，在 1995 年就已经有报道 MDF 评分＜ 54 分的患者应用皮质类固醇是安全的，如果超过这一上限，旨在减少炎症级联反应的疗法可能导致比益处更多的伤害。当 MDF 评分 > 54 分时，在开始使用皮质类固醇前，需要彻底评估患者是否有未确诊的感染和（或）SIRS。2020 年的一项报道，MDF 评分 < 32 分的中度 AH 患者应用皮质类固醇治疗，也能取得更多的获益。

47. 皮质类固醇的联合治疗

联合治疗并不次于皮质类固醇单一治疗，可以降低患者肝肾综合征或急性肾损伤的发生率和感染风险。因此，SAH 患者可以考虑联合治疗。

（1）N- 乙酰半胱氨酸

NAC 是一种强大的抗氧化剂，重建谷胱甘肽储备可降低 SAH 患者的氧化应激。STOPAH 研究表明，皮质类固醇仅在第 1 个月时降低 SAH 患者的死亡率。进一步分析，泼尼松龙联合 NAC 治疗（85 例）或仅接受泼尼松龙治疗（89 例）患者的研究显示，联合治疗组患者的感染率显著低于泼尼松龙组（$P = 0.001$），死亡率也显著降低（8% $vs.$ 24%，$P = 0.006$），但在 3 个月时则无显著差异（22% $vs.$ 34%，$P = 0.06$）；6 个月时，联合治疗组患者因肝肾综合征导致的死亡率显著低于泼尼松龙组（9% $vs.$ 22%，$P = 0.02$）。公开报道的临床研究表明，泼尼松龙联合 NAC 对 SAH 的益处比较明显，值得进一步研究。

（2）美他多辛

美他多辛是一种抗氧化剂，参与谷胱甘肽的合成，并抑制肝脏脂肪变性。根据里尔评分，美他多辛与皮质类固醇联合使用可提高 SAH 患者 30 天和 90 天的生存率，增强对皮质类固醇治疗的反应。

（3）己酮可可碱

己酮可可碱是一种具有抗 TNF-α 活性的磷酸二酯酶抑制剂。己酮可可碱治疗 AH 的初步研究显示，患者与肝肾综合征相关的死亡率降低 25%，获益主要是预防肝肾综合征。然而，来自 STOPAH 试验的数据并不能证实其对 SAH 患者存活的益处。己酮可可碱联合皮质类固醇治疗 6 个月后，也未发现患者生存率改善的证据。7 天内对皮质类固醇治疗无反应的 SAH 患者，通过改用己酮可可碱进行挽救性治疗，也未改善 SAH 患者 2 个月的生存率。对于皮质类固醇激素或早期肾功能不全的禁忌证患者，可以作为一种替代方案，但美国的共识不推荐作为一线用药。

48. 其他药物

美国国家酒精滥用和酗酒研究所正在开发和测试 SAH 的新疗法。这些药物试图影响 AH 的不同病理生理机制。

（1）改善肠道菌群，防止细菌移位

AH 患者在细菌过度生长、肠黏膜损伤、肠道通透性增加、细菌易位、内毒素血症等方面存在异常。推荐的药物包括利福昔明、万古霉素、庆大霉素、美罗培南和益生菌，特别是利福昔明

可以减少患者小肠细菌过度生长。

（2）粒细胞集落刺激因子

骨髓源性干细胞在肝脏损害时可填充肝脏并分化为肝细胞。实验研究表明，粒细胞集落刺激因子促进骨髓干细胞动员，改善肝损伤，增强肝细胞增殖能力。酒精性肝硬化与活检证实的酒精性脂肪性肝炎患者，给予粒细胞集落刺激因子治疗 7 天，发现 CD_{34}^+ 细胞和肝细胞生长因子增加，并诱导肝祖细胞增殖。另一项研究中，给予 3 个月的粒细胞集落刺激因子治疗，明显增加 CD_{34}^+ 细胞，改善 CTP 评分、MELD 评分和 MDF 评分。

（3）免疫调节

慢性乙醇刺激增加炎性细胞因子和趋化因子的产生，导致肝损伤。基于动物研究，IL-22 是一种肝保护性细胞因子，具有抗氧化、细胞凋亡、增殖和抗菌性能，不良反应少。给予慢性酗酒的小鼠重组 IL-22 蛋白可诱导肝 STAT3 的活化，下调脂肪酸转运蛋白的表达，防止酒精引起的脂肪变性、肝损伤和氧化应激。Th17 细胞产生的 IL-17 水平在 AH 患者中升高。IL-17 诱导中性粒细胞募集并刺激肝星状细胞分泌趋化因子，如 IL-8 和趋化因子 CXCL。这些趋化因子在肝脏中的表达与 AH 患者门脉高压恶化的严重程度及患者的存活相关。靶向降低 CXCL 和 IL-17、上调 IL-22 的方案可能是一种新的治疗方法。

（4）正在研究的药物

①修复肠黏膜完整性：锌、奥贝胆酸、IL-1β 阻滞剂卡纳单

抗（canakinumab）、阿那白滞素（anakinra）；②促进胆汁酸的肠肝循环：奥贝胆酸；③抑制肝脏炎症：IL-1β 阻滞剂卡纳单抗、阿那白滞素、抗 -LPS-Toll 样受体 -4 抗体（IgG）的牛初乳（bovine colostrums）；④肝细胞损伤与修复剂：N- 乙酰半胱氨酸、S- 腺苷蛋氨酸；⑤促进肝细胞增生：IL-22、粒细胞集落刺激因子；⑥抗感染：阿莫西林克拉维酸、环丙沙星、利福昔明；⑦治疗肾损伤：特利加压素。

49. 肝移植

在药物治疗失败或禁忌的情况下，肝移植可被认为是 SAH 和 ALD-ACLF 患者的最后选择。早期进行 LT 能给患者带来更多获益。由于 ALD 饮酒史的自我评价，再次饮酒和依从性差，以及器官来源短缺等，大多数移植中心在考虑捐赠者分配之前需要 SAH 患者戒酒至少 6 个月。但这个合适戒酒期限的要求并不能精确地预测 LT 候选者将来是否再饮酒，而且合并 SAH 患者可能等不到 6 个月就因肝衰竭死亡，失去肝移植的机会。关于 6 个月规则作为长期预测的数据仍然存在争议。在系统评价的基础上，ALD 与非 ALD 患者的早期复饮无显著差异，6 个月（4% *vs.* 5%）和 12 个月（17% *vs.* 16%），但 ALD 患者酗酒的风险似乎更高。移植前戒酒的持续时间与移植后的存活率并不相关。

近几年的研究表明，终末期酒精性肝硬化、SAH 或叠加肝硬化的 AH 患者，接受 LT 的总体生存率与非酒精相关的肝病患者相似，移植排斥率也与非 ALD 者相似。延缓 SAH 患者的 LT，即使进行了移植，病情仍然会更重、重症监护的时间更长、需要更多的血液制品等，目前已逐渐淘汰"戒酒 6 个月"这个附加条件，主张积极地 LT 来挽救 SAH 患者的生命。

2018 年的美国胃肠病学会 ALD 临床指南指出，禁酒的时间不应是进行 LT 术前评估的唯一基础，还应该将其他因素考虑进去。对皮质类固醇不敏感（或无应答）的 SAH 患者早期进行 LT 的 6 个月和 1 年生存率显著提高。ACLF 2 级和 ACLF 3 级患者如果不进行早期 LT，28 天和 180 天存活率很低（分别为 23.3% 和 10%），而诊断 ACLF 后 28 天内尽早实施 LT，能明显提高该人群的 28 天和 180 天存活率（分别为 95.2% 和 80.9%）。虽然早期 LT 能提高该人群的生存率，但应该重视术后复饮问题，及时发现并予以有效的干预。

酒精性肝病的肝外并发症

尽管肝脏被认为是过量饮酒影响的主要器官，但所有器官都可能受到影响。虽然酒精及其代谢产物的许多效应是直接代谢作用的结果，必须还要考虑到其他因素，如饮食较少、共病条件和其他毒素（烟草和非法药物）等。对患者的全面评估不仅针对酒精对肝脏的影响，还要评估酒精对身体所有系统的影响。

根据饮酒量和饮酒方式的不同，饮酒与多种疾病有因果关系，或作为一种危险因素相联系。饮酒是 200 多种疾病（如肿瘤、神经精神疾病、心血管和消化系统疾病）的危险因素，包括系统性损伤和器官特异性损伤。损伤一般都具有广泛的剂量 - 反应关系。男性每日饮酒量超过 40 g、女性每日饮酒量超过 20 g 与风险增加相关。

50. 中枢和周围神经系统

（1）酒精中毒

酒精中毒是指饮酒对中枢神经系统的急性影响。由于人类对酒精的耐受性不同，个体反应也不同。血液中酒精含量达到2‰就会出现抑制、好斗和语言增多，对疼痛的感知减少；酒精含量在2‰～3‰出现语言障碍、视觉障碍和协调障碍、恶心、呕吐、健忘症、意识紊乱和嗜睡；酒精含量在2.5‰～5‰被认为是严重的酒精中毒，可能导致昏迷或死亡。

（2）长期饮酒对大脑的影响

大脑作为一个自我调节的器官，即使在长期接触酒精的情况下也能维持体内平衡。长期饮酒会导致大约20%的神经元密度丧失，出现广泛的脑萎缩（脑容量减少、脑室和脑沟扩大），表现为认知功能下降，如执行功能丧失、情景记忆和视觉空间能力下降。

（3）癫痫发作与酒精性癫痫

癫痫发作通常以强直－阵挛的方式出现，一般在饮酒停止后6～48小时内。虽然癫痫持续状态并不常见，但对于在戒酒期间意识持续下降的患者，应考虑癫痫状态。鉴别诊断包括低血糖、电解质紊乱、脑膜炎。苯二氮䓬类药物是主要的治疗药物，如劳拉西泮2mg静脉注射。由于达到治疗水平的时间超过了高风险期，其他抗癫痫药物在急性情况下几乎没有益处。如果在酒精戒断期间癫痫发作，使用抗癫痫药物可能是有益的。如果酒精戒断和癫痫同时发生，未来癫痫发作的风险就会增加。

（4）酒精戒断综合征

如果生理依赖的饮酒者停止或大量减少酒精的摄入，酒精的抑制作用就会丧失，而适应性变化则会持续导致过度刺激产生戒断症状。戒酒 24 小时内常见或轻微症状包括忧虑、焦虑、不安、心动过速、失眠、虚弱、烦躁、出汗和胃肠不适；24 ~ 72 小时可能会有高血压、幻觉、困惑、激动、迷失方向和恐惧等。苯二氮草类药物仍然是预防严重戒断、癫痫发作和震颤性谵妄的主要药物。口服药可选用氯氮平 30 mg，每日 3 次；劳拉西泮 2 mg，每日 3 次，或奥沙西泮 15 mg，每日 4 次，在 6 ~ 7 天内逐渐减量至停用。以症状为靶点的治疗可减少药物用量和停药时间。

（5）酒精性幻觉症

酒精性幻觉症是一种精神病性功能障碍，包括幻听、焦虑和妄想，而意识和方向保持完整。有些患者表现为恐惧、紧张和不安；有些患者表现出暴力行为的倾向。幻觉的进展是急性的，可能持续数周至数月，再住院和复发的风险很高。治疗包括抗精神病药（氟哌啶醇 5 ~ 10mg/d）和抗焦虑药物苯二氮草类。

（6）震颤性谵妄

震颤性谵妄是戒酒的主要表现，通常在戒酒后 24 ~ 72 小时内出现。幻觉最常见，通常出现风景性或幻视昆虫或小动物，在严重情况下还具有触觉、听觉或嗅觉特征，还可以出现不同程度的妄想、癫痫发作、波动性意识紊乱、心律失常、循环衰竭。

震颤性谵妄的危险因素：存在医疗共病、低血压、高尿酸血症和低蛋白血症。苯二氮䓬类是主要的治疗药物。地西泮起效快，可以选择使用。劳拉西泮的半衰期较短，可以避免长期的镇静，尤其是对老年人。苯二氮䓬类药物不能减少躁动、思维障碍或知觉障碍，只能作为一种辅助药物。氟哌啶醇 1 ～ 5 mg、每日 2 次也是一个不错的选择。震颤性谵妄患者的死亡率高达 20%，但如果得到充分地认识和治疗，死亡率可低至 1%。

（7） 韦尼克脑病

韦尼克脑病是一种急性神经精神疾病，由硫胺素缺乏引起。临床特点是突然发作的混乱、共济失调、眼肌麻痹。眼肌麻痹可能仅是几种眼部症状中的一种，包括眼球震颤、外直肌麻痹、共轭凝视麻痹、乳头异常、视网膜出血、上睑下垂、暗点、完全性眼肌麻痹、复视、视力模糊和畏光。共济失调指步态不稳、运动障碍、跟膝胫骨试验受损、指误试验阳性和构音障碍。精神症状包括各种迷惑状态（迷失方向、嗜睡、冷漠、漠不关心、言语不连贯）、记忆障碍（间歇性记忆障碍、健忘症）、焦虑、恐惧、昏迷和神志不清、恍惚、麻痹状态。韦尼克脑病患者并非以上所有症状都存在。硫胺素替代是治疗的选择，最好是静脉注射，剂量 200 ～ 500 mg/d，直到症状缓解。为了预防，严重酒精依赖患者即使没有出现症状，也可以口服 100 mg/d 的硫胺素预防。

（8）遗忘综合征或 Korsakoff 综合征

Korsakoff 综合征是硫胺素缺乏症的慢性后果，其记忆形成明显受损。主要表现为间歇性记忆障碍。自主意识受损（即在自己记忆中旅行的能力）、自传体记忆和内隐学习受到干扰。有时出现无意的和不协调的言语。患者往往不知道这些缺陷，可能会迷失方向。有时患者表现出酒精相关的神经系统疾病的特征，例如动眼神经紊乱、共济失调或周围神经病变。大多数患者出现长期损害，有些患者出现自发缓解。同样使用硫胺素替代治疗来预防。

（9）酒精性多发性神经病

酒精性多发性神经病进展缓慢，表现为远端对称性感觉障碍。主要影响浅表感觉，以疼痛症状为主。可能是营养缺乏及乙醇或其代谢产物的直接神经毒性作用引起的。轻度至中度酒精性多发性神经病在 3 ～ 5 年内可以恢复，预后良好。治疗包括均衡饮食和补充所有 B 族维生素。疼痛性感觉障碍可以用普瑞巴林、奥卡西平或抗抑郁药对症治疗。

（10）酒精性肌病

酒精性肌病发生在 40% ～ 60% 的慢性酒精中毒患者中。乙醇和乙醛被认为是直接的肌肉毒性剂，可以抑制收缩和非收缩性肌肉蛋白的合成。神经系统检查显示轻度至中度轻瘫和萎缩，反射良好。血清肌酸激酶不升高。酒精性肌病的症状要么被酒精性多发性神经病的症状掩盖，要么被患者或医生解释为全身虚弱或营养不良。戒酒后 6 ～ 12 个月内酒精性肌病可以自愈。

（11）小脑变性

过量饮酒会导致小脑神经元丢失。大约 1/3 的酒精依赖者表现出小脑功能障碍的征象，男性更常见。可能与硫胺素缺乏或电解质失衡及乙醇的毒性效应有关。症状包括下肢渐进性运动失调（韦尼克脑病通常不存在）、步态共济失调和构音障碍。小脑变性常合并酒精性多发性神经病。共济失调通常随着戒酒和均衡饮食而改善，建议补充硫胺素。

（12）酒精使用障碍（AUD）

诊断标准包括生理依赖、渴望、失控及与饮酒有关的社会和行为问题。一般依据 AUD IT 量表中的症状多少进行确认，轻度（2 ～ 3 个症状）、中度（4 ～ 5 个症状）或重度（≥ 6 个症状）。患有 AUD 的受试者通常有额外的药物使用和进一步的精神障碍。与普通人群相比，酒精依赖者的吸烟率增加了 4 倍，患病率增加 50% ～ 80%。在美国的一项大型研究中，AUD 患者使用任何其他精神药物（如镇静剂、类阿片、安非他命、大麻、可卡因）的概率是普通人群的 7.5 倍。非物质使用酒精依赖者的心理共患病率约为 80%，最常出现抑郁症（患病率为 30% ～ 60%）和焦虑症（患病率约为 20%），需要成瘾专家或精神科医生协助处理。

51. 内分泌系统

急性和慢性饮酒都会导致内分泌器官功能失调。几乎每一个代谢系统都会受到酒精使用的系统性影响，长期影响的后果取决于饮酒量和持续时间。酒精可能影响激素的合成、储存和释放、运输和调节，并与血糖水平的改变有关，也可能加重或引起糖尿病，损害生殖功能，干扰钙代谢。虽然适度饮酒似乎对骨代谢和糖尿病的心血管并发症有一些保护作用，但慢性过度饮酒会导致许多内分泌功能障碍：下丘脑－垂体系统、甲状腺、肾上腺功能、钙代谢、糖尿病患者的性功能、性腺机能减退和不孕、碳水化合物代谢异常和糖尿病晚期并发症。

（1）下丘脑－垂体－肾上腺皮质轴

下丘脑－垂体－肾上腺皮质轴（hypothalamic-pituitary-adrenal axis，HPA）负责机体神经内分泌系统应激反应的各种功能。慢性饮酒和戒断的不同阶段，HPA 轴表现出不同的失调，产生不同的潜在后果。在高危社交饮酒者中，皮质醇对精神压力的反应增强，神经奖赏回路放大，主观积极效应增加。在酒精依赖的人群中，发现皮质醇分泌增加。但对压力的反应减弱，导致奖赏回路的失调、对奖赏效应的容忍，甚至认知限制，原因在于皮质醇过剩对海马神经元有毒性作用。在急性酒精戒断时，皮质醇生成显著升高，伴有杏仁核的过度活动，出现焦虑、饮酒欲望和进一步的认知障碍，从而导致复饮风险增加。随着长期戒酒，HPA 动力学通常恢复，焦虑和饮酒欲望也逐渐减少。

（2）糖代谢

长期大量饮酒降低细胞对胰岛素的敏感性，从而导致葡萄糖不耐受。ALD 患者中，45%～70% 存在糖耐量异常或糖尿病。急性和慢性饮酒可改变降糖药物的疗效。饮酒与糖尿病风险之间的关系呈 U 型，不饮酒的人群和重度饮酒者的风险较高，而中度消费者的风险较低。大量饮酒会促进肥胖的发展，损害肝功能，并导致胰腺炎，所有这些都在 2 型糖尿病的发展中有重要作用。长期过量饮酒使饮食中的葡萄糖摄入减少，常常导致严重的低血糖。急性饮酒还能够促进胰岛素分泌，导致暂时性低血糖。

（3）性腺激素

过度饮酒对睾丸毒性作用引起雄激素水平降低，出现男性性特征的"女性化"，例如乳房增大。酒精还会影响下丘脑和垂体激素的释放，可能使男性性和生殖功能受损。酒精还通过抑制维生素 A 代谢，影响精子发育，干扰正常的精子结构和运动。在育龄期妇女中，长期大量饮酒会发生一些内分泌功能紊乱，如闭经、月经周期不规则、月经周期无排卵、早产等更年期表现，自然流产的风险也增加。

（4）骨和肌肉代谢

长期大量饮酒会影响维生素 D 代谢，从而导致膳食钙吸收不足。酒精对骨形成细胞有直接毒性，并抑制其活性。长期大量饮酒会导致营养缺乏，从而影响骨骼代谢。所有这些因素都会增加骨质疏松症的发生风险，这一风险尤其不稳定，因为许多跌倒都与饮酒有关。酒精会降低血液中生长激素的浓度，进而增加皮质醇水平，从而导致肌肉萎缩。

（5）脂代谢

酒精的使用会导致所有脂质组分在血清或血浆中的浓度、结构和组成发生变化。高密度脂蛋白水平的升高代表了适度饮酒的最佳结果，对心脏的保护作用可能在很大程度上归因于高密度脂蛋白的作用。酒精引起富含甘油三酯的脂质分子增加，包括高甘油三酯血症与极低密度脂蛋白、乳糜微粒、中密度脂蛋白等，又可增加周围脂肪的异常分解，从脂肪组织到肝脏的游离脂肪酸也增加，加重肝脏对脂肪酸处理的压力，结果形成脂肪肝。在极端情况下，甘油三酯的大量增加会导致急性胰腺炎。此外，饮酒和富含卡路里的饮食是引起症状性高尿酸血症的主要原因。

52. 免疫系统

（1）感染

酒精对免疫系统不同成分的调节作用会严重干扰免疫反应的多个过程。酗酒的患者通常出现中性粒细胞减少和白细胞减少，这是由酒精诱导的骨髓抑制介导的。酒精抑制吞噬、超氧化物和TNF-α 的产生，以对抗肺泡巨噬细胞的功能，细菌性、病毒性肺炎的发病率增加。对感染的易感性增加不仅限于肺部感染，与李斯特菌相关的脑膜炎或败血症在酗酒者中更为严重，导致更高的死亡率。酗酒还加重病毒性胰腺炎、HIV 感染等。在危重病患者中，长期饮酒是败血症、感染性休克和败血症相关死亡的独立危险因素。

（2）免疫妥协

酗酒是所有类型创伤的公认危险因素。随着酒精使用的增加，创伤相关免疫妥协的严重程度、创伤相关住院的恢复，都受到酒精中毒的负面影响。尽管饮酒与免疫反应受损有关，但长期饮酒会导致巨噬细胞 TNF-α 生成增加和炎症级联激活。由于肝脏的清除功能降低和肠黏膜的"渗漏"增加，使血液中的内毒素浓度，促炎因子和调节性细胞因子水平均升高。慢性饮酒时炎症细胞因子过度分泌和单核 - 巨噬细胞活化与冠心病的发生相关。

在非特异性炎症反应中，饮酒改变了适应性免疫反应。淋巴细胞增殖和淋巴细胞计数减少、脾 T 细胞活化、效应细胞和（或）记忆细胞百分比增加，还容易产生对淋巴细胞、脑组织、DNA、血清脂蛋白和各种肝脏蛋白的循环自身抗体。

53. 致癌作用

大量的前瞻性和病例对照研究表明，酒精剂量依赖性增加了口腔癌、咽喉癌和食道癌的风险。酒精会增加黏膜通透性，因此，也会放大烟草制品的致癌作用。

女性乳腺癌和结肠癌在饮酒者中的检出率高于非饮酒者。每

天饮酒 ≥ 40 g，患口咽癌和食道癌的风险增加 5 倍，喉癌的风险增加 2.5 倍，结直肠癌和乳腺癌的风险增加 50%，胰腺癌的风险增加 30%。在较低的饮酒量（即 ≤ 10 g/d）下，患口腔癌、咽癌和食道癌的风险增加了约 20% 和 30%。每周饮酒超过一次会增加患乳腺癌的风险。

当饮酒和吸烟结合使用时，患口腔癌和咽喉癌的风险急剧增加。肺癌仅与酒精滥用有轻微关联。适量饮酒不影响前列腺癌风险，但每天饮用 ≥ 70 g 就会增加前列腺癌的风险。饮酒的总量和持续时间比所饮用的酒饮料类型更重要。

酒精促进癌变的主要机制之一是乙醛介导的，通过抑制 DNA 甲基化、与维甲酸代谢相互作用而致癌。酒精的作用还受编码乙醇代谢相关酶类（如乙醇脱氢酶、醛脱氢酶和细胞色素 P4502E1）、叶酸代谢和 DNA 修复的基因多态性的调节。饮酒致癌的有力的证据是乙醛对 DNA 的损伤和雌激素浓度增加。可能的证据还包括其他致癌物质（如烟草致癌物）、活性氧、活性氮和叶酸代谢的变化。

54. 心血管系统

（1）高血压

流行病学、临床前和临床研究均提示，高血压与过量饮酒显著相关。大量酒精可使皮质醇水平升高，刺激肾素-血管紧张素－醛固酮系统。酒精刺激内皮细胞释放血管收缩剂，血管平滑肌细胞内钙离子增加，血管对血管收缩剂的反应增强，血管舒张功能受损。活性氧生成增加，抗氧化系统减少，内皮细胞炎症和氧化损伤导致松弛的丧失，从而抑制内皮依赖性一氧化氮的产生。血液中乙醇、乙醛长期刺激血管壁，损伤血管内膜，容易导致钙离子沉着，逐渐形成斑块，再加上甘油三酯和胆固醇的附着，形成了动脉硬化的基础，也是高血压形成的重要原因。早期高血压通常在戒酒后改善，晚期高血压即使戒酒，增高的舒张压也很难下降，治疗方法与非酒精性患者相同。

（2）心肌病

轻度至中度饮酒与多个心血管结局的风险降低相关，但大量饮酒与心肌病、心肌收缩力降低、心律失常和出血性卒中相关。慢性饮酒者凝血因子（纤维蛋白原、因子Ⅶ、血管性血友病因子）减少和血小板功能降低。纤溶酶原激活物抑制物（PAI-1）水平升高也可导致纤溶功能低下。心肌病通常呈扩张型心肌病改变，表现为心力衰竭的症状和体征。诊断依赖超声心动图，治疗包括绝对戒酒和对症控制。

55. 消化系统

（1）口咽和食道

酒精滥用引起口腔黏膜改变、牙周炎及早期明显的龋齿。

细菌积聚在牙釉质上，形成一个黏性的酸性斑块。在牙菌斑内，细菌将食物残渣转化成酸，攻击并最终破坏牙本质。微量营养素缺乏和营养不良会加剧牙菌斑的破坏作用。同年龄酗酒的人比不喝酒的人牙齿平均减少 2～3 个。酗酒导致食管下段括约肌压力降低，进而导致胃酸倒流和胃灼热，发生反流性食管炎的风险更高，可能引发胸骨后剧烈疼痛，最终损害食管，甚至引起食管癌。

（2）胃肠道

过量饮酒会导致盐酸和消化酶的分泌增加，导致慢性胃炎或肠炎。持久的炎症损伤消化管的黏膜，破坏肠黏膜屏障，不仅使消化变得迟缓，肠道内容物在体内停留的时间更长，吸收营养的能力也减弱。长期酗酒还常常导致腹泻、营养不良、体重减轻和小肠黏膜萎缩。腹泻是由于消化道对营养物质的吸收不良，水和电解质的分泌增加，以及小肠内细菌的过度生长造成的。营养物质的利用也会受到干扰，特别是葡萄糖、某些氨基酸等单糖的吸收，以及水溶性维生素，如叶酸、维生素 B_1 和维生素 B_{12}。值得关注的是叶酸缺乏，进而导致营养吸收方面的问题。

（3）胰腺

饮酒与胰腺炎之间存在剂量依赖关系，50 g/d 酒精就可导致胰腺炎。酒精和氧化应激的有毒代谢产物，容易使胰腺腺泡细胞发生脂质过氧化损伤。内毒素可引发胰腺炎症和坏死。酒精可激活胰腺星状细胞，分泌过多的细胞外基质蛋白，导致胰腺纤维化。饮酒者的胰腺炎还要注意其他原因，如结石、其他毒素、药物和一些感染。可针对主要症状和戒酒进行治疗。

56. 呼吸系统

酒精通过血液循环和支气管直接吸收进入气道。长期饮酒导致上呼吸道纤毛的清除功能失调和宿主肺防御系统受损，难以清除吸入颗粒物，如污染物、细菌和病毒等微生物的风险，反流性食管炎导致吸入胃酸增加，进一步破坏气道黏膜。酒精暴露还削弱上皮屏障功能和修复对创伤愈合的反应。

在健康的重度饮酒者中，没有发现肺泡功能障碍的临床证据。然而，长期饮酒确实容易导致"二次打击"的反应增强，如肺损伤或败血症。对肺损伤和感染的易感性很大程度上是由氧化应激引起的，导致组织损伤和屏障功能障碍、磷脂过氧化、DNA氧化、纤维连接蛋白产生、细胞凋亡、细胞锌转运障碍和免疫功能失调。

由于酒精暴露而受损的肺泡功能，包括表面活性剂生成受损和屏障功能障碍，使急性呼吸窘迫综合征（ARDS）的发生率和严重程度增加，尤其是与尼古丁结合形成重要的共病变量，几乎使 ARDS 的发病率增加 3 倍。

57. 泌尿系统

过量饮酒会对肾脏及其维持体液、电解质和酸碱平衡的功能产生严重的负面影响。酒精会增加肾小管的基础代谢率，也会选择性地增加肾灌注，从而导致利尿升级，排尿更频繁，有时甚至导致大量脱水、间接肾损害和肾结石的形成。酒精中毒与感染后肾小球肾炎、急性肾损伤和肾移植失败的高风险相关。笔者的动物实验表明，过量饮酒可导致肾小管坏死，但没有确凿的证据表明，人类长期饮酒与慢性肾脏疾病有直接关系，但酒精的高血压效应可间接导致慢性肾脏疾病的风险增加。

58. 皮肤和性病

酒精及其代谢产物对皮肤的影响可作为诊断长期饮酒的重要指标。潮红，酒精面容，掌部红斑，甚至蜘蛛痣都是公认的表现，这些急性或慢性血管改变是由酒精及其代谢产物引起的。似乎中枢神经系统也参与皮肤特定部位的改变，如躯干脂肪沉积、体毛脱落及上腔静脉引流区的血管改变等。

除了对皮肤的直接影响外，酒精还可能加重原有的皮肤病。酒精产生的皮肤症状的间接效应可能来自肝毒性、胃肠道紊乱、维生素代谢的变化，以及对周围神经系统的损害。对免疫系统的抑制可能导致真菌或细菌感染的易感性增加。酒精滥用也经常与社会行为的改变有关，增加冒险和不安全的性行为，间接导致性传播感染的风险增加。

59. 胎儿酒精谱系障碍

怀孕期间饮酒可引起胎儿轻微至严重的身体异常。酒精是胎儿最常见和最重要的有毒物质。乙醇及代谢产物（尤其是乙醛）通过胎盘屏障，影响细胞有丝分裂，导致胎儿直接的器官损伤和功能发育障碍。胎儿酒精谱系障碍一词本身并不是一种临床诊断，而是描述了产前酒精暴露可能导致的各种残疾。包括以下两个方面。

（1）胎儿酒精综合征

胎儿酒精综合征（fetal alcohol syndrome，FAS）是国际疾病及相关健康问题统计分类（ICD-10 诊断）定义的产前酒精暴露的唯一表达。酒精穿过胎盘屏障，阻碍胎儿生长，造成面部独特的形态学改变，损伤神经元和大脑，导致智力迟钝和其他心理或行为问题。FAS 的主要作用是对中枢神经系统，特别是大脑的永久性损伤。发育中的脑细胞和细胞结构可能会畸形，或因产前酒精暴露而中断发育。出生后，结构上出现发育迟缓、个子不高、体重较轻、头围较小、面部发育畸形。功能上出现一系列的认知障碍，智商可能会较低，记忆力差，注意力缺陷和学习困难，不能自控的冲动行为，不能调整自己的认知和行为模式，不良的因果关系推理及继发性残疾（易患精神健康问题和药物成瘾）等。

（2）其他异常

①婴儿出生后表现出 FAS 的部分特征；②酒精相关神经发育障碍：儿童期出现学习和行为困难；③与酒精有关的出生缺陷：出生后出现器官发育异常（尤其是心脏和肾脏）和认知缺陷。

基因研究已经确定了一系列酒精持久的分子效应，这些效应是饮酒时间和饮酒量决定的，即使是适量的饮酒也能引起显著的改变。母亲产前饮酒导致的器质性脑损伤是不可逆转的，无法通过治疗措施纠正。含酒精的母乳也会影响孩子的吮吸反射，产奶量暂时下降，继发营养不良导致体重增长减缓。

出版者后记
Postscript

　　科学技术文献出版社自 1973 年成立即开始出版医学图书，40余年来，医学图书的内容和出版形式都发生了很大变化，这些无一不与医学的发展和进步相关。《中国医学临床百家》从 2016 年策划至今，感谢 600 余位权威专家对每本书、每个细节的精雕细琢，现已出版作品近百种。2018 年，丛书全面展开学科总主编制，由各个学科权威专家指导本学科相关出版工作，我们以饱满的热情迎来了《中国医学临床百家》丛书各个分卷的诞生，也期待着《中国医学临床百家》丛书的出版工作更加科学与规范。

　　近几年，中国的临床医学有了很大的发展，在国际医学领域也开始崭露头角。以北京天坛医院牵头的 CHANCE 研究成果改写美国脑血管病二级预防指南为标志，中国一批临床专家的科研成果正在走向世界。但是，这些权威临床专家的科研成果多数首先发表在国外期刊上，之后才在国内期刊、会议中展现。如果出版专著，又为多人合著，专家个人的观点和成果精华被稀释。为改变这种零落的展现方式，作为科技部所属的唯一一家出版机构，我们有责任为中国的临床医生提供一个系统展示临床研究成果的舞台。为此，我们策划出版了这套高端医学专著——《中国医学临床百家》丛书。

"百家"既指临床各学科的权威专家，也取百家争鸣之义。

丛书中每一本书阐述一种疾病的最新研究成果及专家观点，按年度持续出版，强调医学知识的权威性和时效性，以期细致、连续、全面展示我国临床医学的发展历程。与其他医学专著相比，本丛书具有出版周期短、持续性强、主题突出、内容精练、阅读体验佳等特点。在图书出版的同时，同步通过万方数据库等互联网平台进入全国的医院，让各级临床医师和医学科研人员通过数据库检索到专家观点，并能迅速在临床实践中得以应用。

在与作者沟通过程中，他们对丛书出版的高度认可给了我们坚定的信心。北京协和医院邱贵兴院士说"这个项目是出版界的创新……项目持续开展下去，对促进中国临床学科的发展能起到很大作用"。中国人民解放军第二军医大学孙颖浩校长表示"我鼓励我国的泌尿外科医生把自己的创新成果和宝贵的经验传播给国内同行，我期待本丛书的出版"；北京大学第一医院霍勇教授认为"百家丛书很有意义"。我们感谢这么多临床专家积极参与本丛书的写作，他们在深夜里的奋笔，感动着我们，鼓舞着我们，这是对本丛书的巨大支持，也是对我们出版工作的肯定，我们由衷地感谢作者的支持与付出！

在传统媒体与新兴媒体相融合的今天，打造好这套在互联网时代出版与传播的高端医学专著，为临床科研成果的快速转化服务，为中国临床医学的创新及临床医师诊疗水平的提升服务，我们一直在努力！

科学技术文献出版社